多職種で取り組む
食支援

急性期から看取りまで

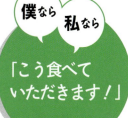

僕なら 私なら
「こう食べて いただきます！」

山梨市立牧丘病院 古屋 聡 編

南山堂

執筆者一覧

荒 金 英 樹	愛生会山科病院外科
生 田 善 之	山梨市立牧丘病院リハビリテーション科
一 瀬 浩 隆	あい訪問歯科クリニック／気仙沼市立本吉病院
伊 藤 清 世	複合型介護施設さくらビレッジ
牛 山 京 子	一般社団法人 山梨県歯科衛生士会
内 宮 洋一郎	医療法人社団大志 訪問歯科部
宇 都 仁 惠	ひとえ歯科クリニック
江 頭 文 江	地域栄養ケアPEACH厚木
大 浦 　 誠	南砺市民病院内科／総合診療科
大 熊 由紀子	国際医療福祉大学大学院 医療福祉学研究科医療福祉ジャーナリズム分野
太 田 博 見	太田歯科医院
小 川 滋 彦	小川医院
奥 村 圭 子	医療法人八事の森 杉浦医院／地域ケアステーションはらぺこスパイス
小津美智子	医療法人宏潤会 だいどうクリニック地域チーム医療・教育センター在宅診療部
小野寺さと子	気仙沼市立病院 NST室
小野寺裕子	特別養護老人ホーム恵潮苑
小 山 竜 也	特別養護老人ホーム恵潮苑
甲 斐 明 美	医療法人社団東山会 調布東山病院看護部
黄 金 井 　 裕	日本医科大学多摩永山病院言語聴覚室
五 島 朋 幸	ふれあい歯科ごとう
後 藤 百 合	板津歯科医院
小 林 　 只	弘前大学医学部附属病院総合診療部

小山珠美	NPO法人 口から食べる幸せを守る会／JA神奈川県厚生連伊勢原協同病院
塩野﨑淳子	むらた日帰り外科手術・WOC クリニック／訪問栄養サポートセンター仙台
篠原弓月	地域食支援グループ ハッピーリーブス
社本　博	南相馬市立総合病院脳神経外科／福島県立医科大学災害医療支援講座
髙橋瑞保	山形県立中央病院栄養管理室
竹市美加	NPO法人 口から食べる幸せを守る会
鶴岡優子	つるかめ診療所
寺本千秋	紀州リハビリケア訪問看護ステーション
豊田義貞	龍生堂薬局地域医療連携室
中村悦子	一般社団法人 みんなの健康サロン「海凪」
古屋　聡	山梨市立牧丘病院
洪　英在	三重県立一志病院家庭医療科／ 三重大学大学院医学系研究科三重県総合診療地域医療学講座
前田圭介	玉名地域保健医療センター摂食嚥下栄養療法科
三束梨沙	気仙沼市立病院リハビリテーション室
山崎綾子	気仙沼市立病院栄養管理室
山下ゆかり	医療法人社団永研会 ちとせデンタルクリニック
山本美和	独立行政法人労働者健康安全機構 旭労災病院中央リハビリテーション部
横山雄士	横山歯科医院 恋ヶ窪口腔・栄養ケアステーション／いただきますの会
若林秀隆	横浜市立大学附属市民総合医療センターリハビリテーション科
渡邊富恵	特別養護老人ホーム 恵潮苑

（五十音順）

刊行によせて

　胃ろうなどの医療技術の進歩は，経口摂取ができなくても命をつなぐことを可能にしてきた．しかしそのことは，口から食べる幸せを，自立と尊厳を，時に遠ざけてきたのではないだろうか──．本書は「食べたい」希望をかなえたいすべての人たちに，正しい知識とスキル，多様な支援のアプローチを，全国各地の先人の熱い想いとともに届けるものである．

　管につながれてベッドで寝かしつけられている患者，枕元に置かれたままの義歯，食堂の大きなテーブルを車椅子がぐるりと囲み，けっして壊れない食器で前掛けのうえに置かれていく食事……．見慣れてしまっているかもしれないが，どこかおかしなこうした光景は，過去のものとなりつつある．

　本書で紹介されるエビデンスとケアの進化は，ひと昔前の常識に安住する専門職，昨日の繰り返しでしかない労働，あるいはよりよいケアの追求を封じ込めようとする組織に警鐘を鳴らすと同時に，「本人にとっての最善」を問い続ける人たちの背中を確実に，かつ具体的な道筋とともに押してくれるはずだ．

　そして，本書の類書にない魅力は，さまざまな立場・職種，地域，セッティングの執筆陣にもある．全国に名を馳せる方々から，実はまだ食支援については取り組み始めて間もない方々まで，古屋先生にしか成し得ない執筆陣のバリエーションに舌を巻く．自分と近い立ち位置の方の項目を読むもよし，巻き込みたい・巻き込まれたい立場の方の項目から目を通すのもよいだろう．

　食支援は，本人を中心とする多職種・多主体協働を必須とするとともに，同じ目標を共有してボトムアップを図ることで，専門職の少ない領域のカバーができるという特徴をもっている．さらに「食」は本来，病気や障害の有無，年齢にかかわらずすべての人にとっての喜びでもある．本書を手にした方々による食支援の取り組みは，各地の地域包括ケアシステム構築と地域共生社会の実現に向けた試金石となるだけでなく，感性に働きかけて，より魅力的な地域の未来を拓く仲間づくりへの手がかりにもなり得るものと期待している．

2017年9月

慶應義塾大学大学院健康マネジメント研究科 教授
堀田聰子

はじめに

　雑誌『治療』の特集として「摂食嚥下障害」を担当させてもらって1年，多職種の皆さまと取り組んだ結果が現れ，今回書籍化されることになり，たいへんうれしく思います．書名も自然に「摂食嚥下障害」から「食支援」と，さらに広げられたかたちになっています．

　内容としては，雑誌の特集時の特徴であった「食支援にあたる多職種が直接のプレーヤーとして，どのように振る舞い，協働していけるかを具体的に示すこと」をベースに，あらためてスタンダードになり得る多職種連携のためのツール「KTバランスチャート」の紹介や，疾病急性期の集約されたかたちとしての自然災害（今回は熊本地震）のつらい経験から得られたDNSTの概念の提案，さらに胃ろうなど人工的水分・栄養補給法（artificial hydration and nutrition：AHN）の論議を踏まえて，エンドオブライフケアにかかわる章も拡充しています．

　また，全国で展開される地域活動の紹介に，新たに東京都新宿区（五島朋幸先生），神奈川県厚木市（江頭文江さん），石川県輪島市（中村悦子さん）を加えて，その地であくまで「地道」に積み重ねてきた結果，今花開いているトップランナーたちの活動を紹介していただいています．また堀田聰子さんからは冒頭で「地域包括ケアの展開における食支援の意義」についても言及いただき，最後に患者・家族としてのゆきさん（大熊由紀子さん）にご自身の経験を踏まえた総括的感想もいただきました．

　食支援のプレーヤーの基本は決まっています．「患者さん本人が食べたいと思えるように（意識・食思・コミュニケーション），食べることが可能になるように（全身状態・呼吸・口腔，姿勢・食材食形態・食具，そしてケアとトレーニング）準備し，時にそれを手伝う（食介助）．そして常に「食べたい（あるいはもしかして食べたくない）」と思う心に寄り添う．

　一方で，プレーヤーが覚えるべき知識や，使えるべきスキルは進化しています．リハ栄養の知識や多様化する嚥下補助食品とバラエティを追求する献立，とくに現場で重要な姿勢調整や自助を促進する食具の力，そしてスプーン操作や介助そのもののスキルなどです．今回の刊行では，現代のトレンドを見据え，できるだけ広く対応していますが，今後知見が明らかになってくるであろうものでまだ触れられていないものもあります（たとえば嚥下関連筋の筋膜リリース）．

　この本もまた進化途上です．患者さんにとっても一般の方々にとっても，専門職にとっても，「食」は普遍的なものであり，誰もが当事者で，人生そのものでもあります．そして「口から食べられること」はまさに基本的人権であるといえます．専門職のスキルに誰もが普遍的にアクセスができて，その利益をすべての人が共有するために，本書はプレーヤーである読者との対話をもって進化を続けていきたいと思います．

2017年9月

古屋　聡

月刊誌『治療』2016年98巻6月号
巻頭言（一部改変）

　医師は「摂食嚥下障害」を疑うとき，またその相談を受けたとき，どんな行動をとるか？ 基礎疾患を探し，診断して，なんとかその障害を克服すべき作戦を考えるだろう．われわれ医師は，「診断」はできるかもしれないが，「実際に食べさせる」ことは不得手である（ちなみに摂食嚥下障害の正確な「診断」もしばしば苦手である）．

　毎日の課題であり，楽しみである「食事」，これが身体に必要なエネルギーや必要成分を満たすためには，ご本人，ご家族，介護者，そして多くの職種のさまざまな力が必要である．「摂食嚥下障害」について自分の知識やスキルをアップするとともに，自分の身の回りの多くの職種の「誰に」その相談をもっていったらよいか？ そしてどのように経口摂取を実現していったらよいか？ その適切な解決方法を知りたい！ この特集はそういう医療者のために企画された．

　整形外科系プライマリ・ケア医である筆者は，2000年頃に出会った摂食嚥下障害により胃ろう造設されていた患者について，歯科衛生士の牛山京子さん（山梨県在住）に相談，その指導やケアを受けて，経口摂取を再獲得できた．その経験が在宅医としての現在の自分に圧倒的影響を及ぼしている．

　全国には「この人が自分の地域にいれば！」というすぐれた実践者がおられる．たとえば新宿の歯科医師・五島朋幸先生，たとえば厚木の管理栄養士・江頭文江さん，彼らは，自らのスキルと，周りの多くの人を巻き込みコラボする力をもって，現実の「摂食嚥下障害患者」をよくしていく．読者の先生方の近くにも現在たいへん注目されているこの領域のすぐれた実践者がいると思う．どんな職種がどんな力を発揮することができるか，この特集でぜひご覧いただきたい．

　なおこの特集では，「摂食嚥下障害」に取り組もうとする医師にぜひ知ってほしい医学的知見と，多職種連携のための新しいツール「KTバランスチャート」について，冒頭にご教示いただき，エコーや嚥下内視鏡（VE）のお話や，京都や金沢での先駆的取り組みについても，ご紹介いただいている．

古屋　聡

目次

I章　すべての医療職が知っておくべき基礎知識

1 プライマリ・ケアにこそ必要なリハ栄養の知識 ―リハなくして総合診療なし！―
　　　　　　　　　　　　　　　　　　　　　　　　　　　　　　　　若林秀隆　2

2 早期経口摂取にこそエビデンスあり！ ―盲目的禁食・絶食の危険を知ろう！―
　　　　　　　　　　　　　　　　　　　　　　　　　　　　　　　　前田圭介　7

3 医師はどこで食支援が必要と認知するか？　どのように多職種に依頼していくか？
　　　　　　　　　　　　　　　　　　　　　　　　　　　　　　　　社本　博　11

4 当事者主権にもとづく多職種連携のツール"KTバランスチャート"のススメ　小山珠美　16

II章　あなたの患者が困っていたら，誰に相談する？

病院で

病院勤務医	大浦　誠	30
病棟看護師（摂食・嚥下障害看護認定看護師）	甲斐明美	32
言語聴覚士	黄金井　裕	34
理学療法士	生田善之	36
管理栄養士	髙橋瑞保	38
歯科医師	一瀬浩隆	40
栄養サポートチーム（看護師，管理栄養士，言語聴覚士）	小野寺さと子，山崎綾子，三束梨沙	42

在宅で

在宅診療医	鶴岡優子	46
訪問看護師	小津美智子	48
作業療法士	寺本千秋	50
訪問管理栄養士	塩野﨑淳子	52
訪問歯科医師	横山雄士	54
訪問歯科衛生士	篠原弓月	56
訪問薬剤師	豊田義貞	58
ケアマネジャー	奥村圭子	60

介護現場で

介護士	小山竜也	62
看護師	小野寺裕子	64
管理栄養士	伊藤清世	66
歯科医師	宇都仁恵	68

III章　強制栄養と看取りをめぐって

1 胃ろうの適応について考える　　　　　　　　　　　　　　　　　　洪　英在　74

2 両親の看取り支援から学んだこと　　　　　　　　　　　　　　　山下ゆかり　79

3 両親の介護 ―病院での看取り―　　　　　　　　　　　　　　　　牛山京子　85

4 人工的水分・栄養補給法や手術，看取りを含めて ―人生に寄り添う食支援を考える―
　　　　　　　　　　　　　　　　　　　　　　　　　　　　　　　　古屋　聡　93

Ⅳ章　病院でも在宅でも医療機器を活用する

1　摂食嚥下，サルコペニアにもエコーの時代，みんなが現場で使いこなせ！　　小林 只　100
2　急性期から在宅までにおける歯科と嚥下内視鏡の活用法　　太田博見　106

Ⅴ章　食支援と地域活動 ―病院NSTから地域へ

1　つながる・つなげる食支援 ―地域づくりの視点から―　　江頭文江　118
2　最期まで口から食べられる街，新宿を仕掛ける！―新宿における地域食支援の実践―
　　五島朋幸　124
3　駆け込み寺的地域摂食嚥下相談チーム ―金沢在宅NST経口摂取相談会の取り組み―
　　小川滋彦　129
4　食は腹におさめるだけにあらず，生活と文化とこころである
　　―京滋摂食嚥下を考える会の取り組み―　　荒金英樹　134
5　「みんなの保健室わじま」からみた食支援　　中村悦子　139

Ⅵ章　熊本地震の際のDNST活動

1　DNSTとは？　　前田圭介　146
2　熊本地震摂食サポートの経験①：摂食・嚥下障害看護認定看護師　　竹市美加　149
3　熊本地震摂食サポートの経験②：言語聴覚士　　山本美和　152
4　熊本地震摂食サポートの経験③：歯科医師　　内宮洋一郎　156
5　熊本地震摂食サポートの経験④：歯科衛生士　　後藤百合　159

 感想にかえて

最期のときを輝かせる居場所・味方・誇り ―家族の立場から―　　大熊由紀子　164

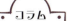

姿勢調整の極意にせまる	竹市美加	24
施設での多職種連携の取り組み ―食支援を通じて気づかされたこと―	渡邊富恵	70
テーブル・スプーン・食具を見直そう！	寺本千秋	113

xi

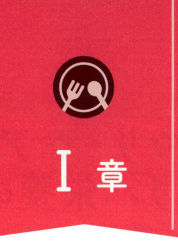

I 章

すべての医療職が知っておくべき基礎知識

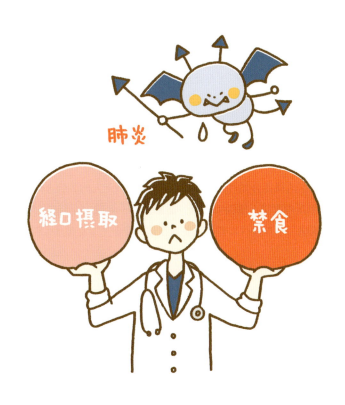

すべての医療職が知っておくべき基礎知識

1 プライマリ・ケアにこそ必要なリハ栄養の知識
― リハなくして総合診療なし！―

はじめに

　誤嚥性肺炎の入院患者では，ベッド上安静，禁食，水電解質輸液（維持液）のみの静脈栄養といった医療行為が盲目的に行われることが多い．しかし，これらはいずれも医原性サルコペニアの原因であり，摂食嚥下障害や寝たきり患者をつくってしまう要因である．十分な評価と必要性の判断なしに，とりあえずベッド上安静，禁食，水電解質輸液（たとえば，維持液を1日1,500 mLで，258 kcal，アミノ酸と脂肪は0 g）を行った場合，病院が摂食嚥下障害や寝たきり患者をつくったといっても過言ではない．実際，急性期病院はサルコペニア製造工場の一面がある．本項ではプライマリ・ケアの現場で摂食嚥下障害や寝たきり患者をつくらないために必要なリハビリテーション（以下，リハ）栄養の知識について解説する．

リハ栄養

　リハ栄養とは，国際生活機能分類（ICF）（図Ⅰ-1-1）による全人的評価と栄養障害・サルコペニア・栄養素摂取の過不足の有無と原因の評価，診断，ゴール設定を行ったうえで，障害者やフレイル高齢者の栄養状態・サルコペニア・栄養素摂取・フレイルを改善し，機能・活動・参加，

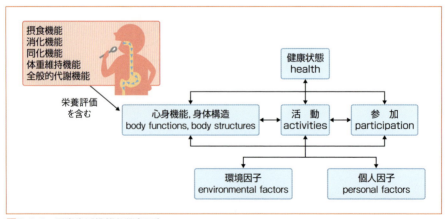

図Ⅰ-1-1　国際生活機能分類（ICF）

I．すべての医療職が知っておくべき基礎知識

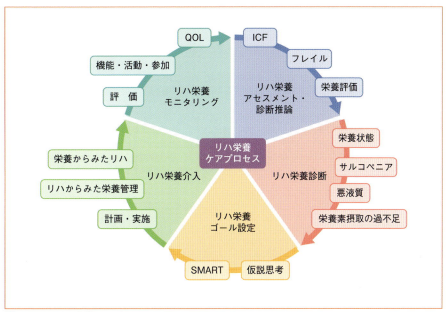

図I-1-2　リハ栄養ケアプロセス　　　　　　　　　　　　　　　　　　　　　　　　（文献1）より）

QOLを最大限高める「リハからみた栄養管理」や「栄養からみたリハ」である[1]．スポーツ栄養のリハ版ともいえる．誤嚥性肺炎，脳卒中，パーキンソン病，褥瘡，廃用症候群，大腿骨近位部骨折，がん，慢性心不全，慢性閉塞性肺疾患といったリハの主な対象疾患では，低栄養を認めることが多い．低栄養やサルコペニアを認める回復期リハ病棟の入院高齢患者では，リハ栄養介入によって筋肉量と機能予後をより改善できる[2]．

質の高いリハ栄養の実践には，リハ栄養ケアプロセスが有用である．リハ栄養アセスメント・診断推論，リハ栄養診断，リハ栄養ゴール設定，リハ栄養介入，リハ栄養モニタリングの5段階で構成される（図I-1-2）[1]．リハ栄養診断では，栄養障害，サルコペニア，栄養素摂取の過不足を判断する．リハ栄養ゴール設定では，仮説思考でリハや栄養管理のSMART（specific：具体的，measurable：測定可能，achievable：達成可能，relevant：切実・重要，time-bound：期限が明確）なゴールを設定する．今後の栄養状態が悪化すると予測される場合，機能維持を目標とした訓練しか実施してはいけない．"栄養ケアなくしてリハなし"，"栄養はリハのバイタルサイン"である．

 ## サルコペニア

サルコペニアは進行性，全身性に認める筋肉量減少と筋力低下であり，身体機能障害やQOL低下，死のリスクを伴う[3]．現在の定義では，筋肉量減少単独の場合にはサルコペニアと診断しない．超高齢社会の日本では，サルコペニアの高齢者，障害者が増加しており，寝たきり，嚥下障害，呼吸障害の一因となるため，サルコペニアの評価と対応は大切である．

Asian working group for sarcopenia（AWGS）のサルコペニアの診断基準は，筋力低下（握力：男性26kg未満，女性18kg未満）もしくは身体機能低下（歩行速度0.8m/秒 未満）を認め，筋肉

3

表Ⅰ-1-1 サルコペニアの原因

原発性サルコペニア 　加齢の影響のみで，活動・栄養・疾患の影響はない
二次性サルコペニア 　活動によるサルコペニア　廃用性筋萎縮，無重力 　栄養によるサルコペニア　飢餓，エネルギー摂取量不足 　疾患によるサルコペニア 　　侵　襲：急性疾患・炎症（手術，外傷，熱傷，急性感染症など） 　　悪液質：慢性疾患・炎症（がん，慢性心不全，慢性腎不全，慢性呼吸不全， 　　　　　慢性肝不全，膠原病，慢性感染症など） 　　原疾患：筋萎縮性側索硬化症，多発性筋炎，甲状腺機能亢進症など

（文献3）より）

量減少も認めた場合である[4]．AWGSの筋肉量減少のカットオフ値は，四肢骨格筋量（kg）÷身長（m）÷身長（m）で計算した骨格筋指数が，二重エネルギーX線吸収測定法（DXA）で男性$7.0\,\mathrm{kg/m^2}$，女性$5.4\,\mathrm{kg/m^2}$，生体インピーダンス法（BIA）で男性$7.0\,\mathrm{kg/m^2}$，女性$5.7\,\mathrm{kg/m^2}$である．下腿周囲長が男性34 cm未満，女性33 cm未満であることを筋肉量減少の目安としてもよい[5]．

Ⅲ　サルコペニアの原因

　サルコペニアは，加齢のみが原因の原発性サルコペニアと，その他が原因（活動，栄養，疾患）の二次性サルコペニアに分類される（表Ⅰ-1-1）[3]．活動によるサルコペニアは，安静臥床，閉じこもりなど不活動が原因で生じる廃用性筋萎縮である．医師による不要なベッド上安静や禁食の指示でサルコペニアを生じた場合は，医原性サルコペニアとされる．

　栄養によるサルコペニアは，飢餓でエネルギー摂取量がエネルギー消費量より少ない状態が続き，栄養不良となることである．水電解質輸液（維持液）のみの静脈栄養など，医師による不適切な栄養管理でサルコペニアを生じた場合も同様に，医原性サルコペニアとされる．

　侵襲とは，手術，外傷，骨折，感染症，熱傷など生体内部の恒常性を乱す刺激である．代謝的には，一時的に代謝が低下する傷害期，代謝が亢進して骨格筋の分解が増加する異化期，骨格筋や脂肪を合成できる同化期に分類できる．CRP 3 mg/dL以下を同化期と判断する目安がある．

Ⅳ　サルコペニアの治療

　サルコペニアの治療はその原因によって異なり，リハ栄養の考え方が有用である．加齢の場合，レジスタンストレーニングと分岐鎖アミノ酸を含む栄養剤摂取を併用する．

　活動の場合，不要なベッド上安静や禁食を避けて早期離床と早期経口摂取を行い，全身の筋肉量を無駄に低下させないことが最も重要である．たとえば高齢の肺炎入院患者では，入院後2日以内に経口摂取を開始した場合，より早期に経口摂取で退院できる[6]．また，誤嚥性肺炎の入院高齢患者では，入院後3日以内に理学療法を開始したほうが，死亡率が有意に低い[7]．

　栄養が原因の場合，1日のエネルギー必要量＝1日のエネルギー消費量＋エネルギー蓄積量

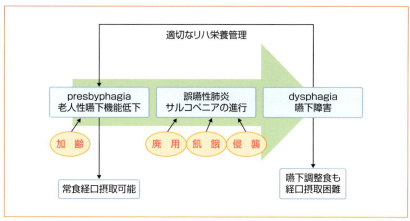

図 I-1-3　誤嚥性肺炎・サルコペニアの摂食嚥下障害

(1日200〜750 kcal)とした攻めの栄養管理で栄養改善することが治療となる.

　侵襲が原因の場合，異化期か同化期かで治療内容が異なる．侵襲の異化期では，栄養状態の悪化防止を目標として，1日エネルギー投与量は15〜30 kcal/体重kg程度とする．ただし，末梢静脈栄養の場合，アミノ酸と脂肪乳剤の使用は必要である．一方，同化期ではエネルギー蓄積量を考慮した攻めの栄養管理を行う．筋肉量増加目的のレジスタンストレーニングは，異化期では実施せず，同化期に開始する．

 ## サルコペニアの摂食嚥下障害

　サルコペニアの摂食嚥下障害とは，全身および嚥下関連筋の筋肉量減少，筋力低下による摂食嚥下障害である[1,8]．高齢者では，サルコペニアの摂食嚥下障害を認めることが少なくない．高齢者の摂食嚥下障害では，脳卒中，認知症，サルコペニアへの対応が重要である．

　高齢者の誤嚥性肺炎では，発症前から加齢によるサルコペニアを認めることがある．誤嚥性肺炎は急性炎症であり，侵襲の異化期には骨格筋分解が亢進する．誤嚥性肺炎の場合，「とりあえず安静」，「とりあえず禁食」の指示で廃用性筋萎縮を合併することが多い．さらに末梢静脈栄養で水電解質輸液のみといった不適切な栄養管理の場合，飢餓も合併する．つまり，誤嚥性肺炎では飢餓，侵襲といった低栄養も含めて，サルコペニアの原因すべてを合併しやすい．その結果，誤嚥性肺炎の治癒後にサルコペニアによる摂食嚥下障害となり，経口摂取が困難となることがある(図 I-1-3)[9]．全身のサルコペニアを認め，明らかな摂食嚥下障害の原因疾患が存在しない場合，サルコペニアの摂食嚥下障害の可能性を疑う．

　サルコペニアの摂食嚥下障害の治療でも，リハ栄養の考え方が有用である．とくに医原性サルコペニアをつくらないために，摂取に適切な評価を行ったうえで早期経口摂取，早期離床を徹底的に行うことが大切である．またサルコペニアによる摂食嚥下障害を生じた場合には，摂食嚥下リハ＋栄養改善を目指した攻めの栄養管理が治療となる．栄養改善ができれば，重度の摂食嚥下障害から常食3食経口摂取に移行できることもある[10]．

おわりに

　入院高齢患者は，サルコペニアによって寝たきりや摂食嚥下障害に陥ることが少なくない．しかし，その一因は「とりあえずベッド上安静，禁食，水電解質輸液」という入院時の指示である．急性期病院をサルコペニア製造工場にしないように，寝たきり患者や摂食嚥下障害をつくらないように，リハ栄養を臨床現場で実践してほしい．

参考文献

1) Wakabayashi H：Rehabilitation nutrition in general and family medicine. J Gen Fam Med, in press.
2) Yoshimura Y, Uchida K, Jeong S, et al：Effects of nutritional supplements on muscle mass and activities of daily living in elderly rehabilitation patients with decreased muscle mass：a randomized controlled trial. J Nutr Health Aging, 20（2）：185-191, 2016.
3) Cruz-Jentoft AJ, Baeyens JP, Bauer JM, et al：Sarcopenia：European consensus on definition and diagnosis：Report of the European Working Group on Sarcopenia in Older People. Age Ageing, 39（4）：412-423, 2010.
4) Chen LK, Liu LK, Woo J, et al：Sarcopenia in Asia：consensus report of the Asian Working Group for Sarcopenia. J Am Med Dir Assoc, 15（2）：95-101, 2014.
5) Kawakami R, Murakami H, Sanada K, et al：Calf circumference as a surrogate marker of muscle mass for diagnosing sarcopenia in Japanese men and women. Geriatr Gerontol Int 15（8）：969-976, 2015.
6) Koyama T, Maeda K, Anzai H, et al：Early commencement of oral intake and physical function are associated with early hospital discharge with oral intake in hospitalized elderly individuals with pneumonia. J Am Geriatr Soc, 63（10）：2183-2185, 2015.
7) Momosaki R, Yasunaga H, Matsui H, et al：Effect of early rehabilitation by physical therapists on in-hospital mortality after aspiration pneumonia in the elderly. Arch Phys Med Rehabil, 96（2）：205-209, 2015.
8) Wakabayashi H：Presbyphagia and sarcopenic dysphagia：association between aging, sarcopenia, and deglutition disorders. J Frailty Aging, 3（2）：97-103, 2014.
9) 若林秀隆，藤本篤士：サルコペニアの摂食・嚥下障害-リハビリテーション栄養の可能性と実践．医歯薬出版，127，2012.
10) Wakabayashi H, Uwano R：Rehabilitation nutrition for possible sarcopenic dysphagia after lung cancer surgery：A case report. Am J Phys Med Rehabil, 95（6）：e84-89, 2016.

　　　　　　　　　　　　　　　　　　　　　　　　　　　　　　　（若林秀隆）

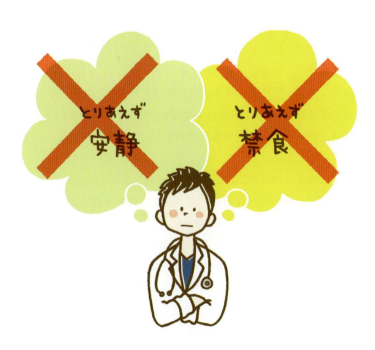

すべての医療職が知っておくべき基礎知識

2 早期経口摂取にこそ エビデンスあり！
—盲目的禁食・絶食の危険を知ろう！—

はじめに

　読者のみなさん（とくに医師の方）は，摂食嚥下障害や栄養療法について系統立った教育を受けておられないのではないかと推測される．医学部にこれらを専門とする講座があることがまれであることや，医学自体が疾病の診断と治療にフォーカスしていて，患者の生活の質（QOL）にはあまり目が向けられないためなのかもしれない．

　本項では，従来「よかれと思って」やっていた治療中の指示が，実は生活者である患者のQOLに悪影響を及ぼすかもしれないというエビデンスを紹介する．図I-2-1では本項で伝えたい禁食がもたらすリスクを示した．

禁食は肺炎発症のリスクである

　食事を禁じられると口腔内環境が損われる．通常，摂食することで唾液分泌量が増え，唾液がもつ粘膜保護・湿潤・酸緩衝作用などにより，口腔内は正常環境に保たれている．また，唾液がもつ潤滑作用により口腔内の細菌は嚥下運動時に胃に移送される．唾液自体はラクトフェリンやIgAといった抗菌作用物質も含んでいるが，禁食下ではこれらの効果が減じられ，粘膜環境，細菌環境が劣悪となる．たとえ経腸栄養を用いて栄養管理ができていたとしても，禁食が肺炎発症のリスクであることが複数の研究で明らかになっている[1, 2]．禁食患者への入念な口腔ケアや，少量の摂食で肺炎発症のリスクが低下することもわかってきた[2]．

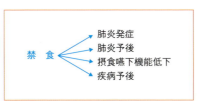

図I-2-1　禁食がもたらす患者のリスク

7

禁食は摂食嚥下障害のリスクである

　禁食は摂食嚥下運動の身体拘束であるとも捉えることができる．われわれが経口摂取するときには，開口し食物を口腔内に入れた後しっかり閉口する．舌と咀嚼関連筋を中心に咀嚼し，食塊を泥状，粘土状にしたあと，舌運動で咽頭に送り込む．送り込まれた食塊が上咽頭や鼻腔に逆流しないよう軟口蓋が挙上，上咽頭筋が収縮し鼻咽腔が閉鎖される．それと同時に咽頭筋の収縮と舌根の後方移動，喉頭挙上と舌骨の前方移動などにより食塊は肛側へ駆出されるように押し出される．さらに連動して括約筋である咽頭輪状筋が弛緩し食道入口部が開く．食道に食塊が入ると食道平滑筋の蠕動が始まる．禁食にすることでこれらの筋肉の運動機会は極端に減る．まるで身体拘束したかのような活動制限が摂食嚥下関連筋に引き起こされるのである．サルコペニアのように，すでに筋量や筋力が低下した要介護高齢者を禁食にすると摂食嚥下機能が低下するのは容易に推測できる．禁食後に続発する摂食嚥下障害が廃用性嚥下障害や医原性嚥下障害と呼ばれる所以である．

 ## 禁食・絶食は誤嚥性肺炎回復のリスクである

　禁食は肺炎発症のリスクであるが，誤嚥性肺炎患者の予後不良リスク因子でもある．禁食は他因子を調整した後でも治療期間，死亡率，嚥下機能低下の有意な説明因子だったことを筆者らは報告してきた[3]．絶食の場合，栄養量不足が顕著であり治療期間が延長することもわかっている．また誤嚥性肺炎患者は栄養不良により身体的自立度が低下している[4]．たとえ禁食にしたとしても，ただちに嚥下訓練や身体的リハビリテーション，栄養管理を導入することで，予後が改善する可能性も知られていることから，やってしまいがちなとりあえず禁食，不十分な栄養管理，ベッド上安静指示には十分注意して治療を行うことが重要である．

　多くの医師は誤嚥性肺炎を治療するときに抗菌薬の選択にばかり意識を向けてきた．もちろん根拠をもって抗菌薬を選択することは最重要因子の1つであるが，それがすべてではない．6万例を超える日本人の誤嚥性肺炎データを検討した報告[5]では，40％以上の患者が1ヵ月後に経口摂取に困難さを認めている．現行の治療では患者のQOLに貢献できていないというこの真実を直視し，抗菌薬選択＋αの治療方法を実践するべきである．後述するが＋αはメディカルスタッフの協力なくしては成り立たない．

 ## 禁食・絶食は疾病回復のリスクである

　肺炎に限らず，禁食・絶食は疾病からの回復阻害リスクである．すでに外科領域では周術期の多職種介入プログラムとしてenhanced recovery after surgery（ERAS）プロトコールが標準的になってきている．ERASのコンポーネントの1つに，周術期の禁食回避がある．腸管機能の低下を予防し免疫系機能を維持することが主な目的ではあるが，要介護高齢者にとってERASの禁食回避プロトコールは術後の嚥下障害からの回復という意味ももつだろう．

老年医学領域ではcomprehensive geriatric assessment（CGA）という多職種介入プログラムが信頼性の高いエビデンスをもっている[6]．わが国でCGAを積極的に導入している施設はまだ少ない．CGAでは，入院後早期に多職種が栄養状態，身体機能，疾病，服薬内容，社会的因子などを評価し，適切な介入をオーダーメイドする．そして介入管理と再評価を繰り返す．要介護高齢者の禁食や絶食は，低栄養と身体機能（嚥下機能）に関連するため，必ず介入すべき要因と考えられる．CGA介入した場合には，自宅退院が増える，介護施設への入所が減る，死亡や身体機能の悪化が減る，認知機能の悪化が減るといった効果が期待できる[6]．

Ⅴ 禁食を避け，誤嚥リスクを最小限にした包括的ケアが鍵

摂食嚥下機能が低下した高齢者に食事を提供することは，誤嚥・窒息のリスクである．誤嚥リスクを最小限にして食事を提供することこそ，疾病予防，疾病からの回復，QOLにとってベストであると考えられる．これをわれわれは食支援の包括的ケアと呼ぶ．包括的ケアには食事場面での介入，食事場面以外での介入がある．食事場面では姿勢（坐り方，背もたれ，頸部ポジショニング），食物認知（視覚・嗅覚・触覚・味覚・聴覚），食形態，食事介助技術について検討する．食事場面以外では，身体機能維持向上のための離床や運動・リハビリテーション，口腔衛生と口腔機能維持のための口腔ケア，栄養状態改善のための介入，現疾病の治療，薬剤，外部環境（家族や社会資源）の調整が含まれる（表Ⅰ-2-1）．

摂食嚥下機能が低下した高齢者に対して包括的ケア介入をするためには多職種が共通の認識をもって支援することが欠かせない．医師は食事オーダーを出しておけばよいというわけではない．繰り返すが，多面的な食支援体制がとれていないのに食事を提供することは誤嚥・窒息の最大のリスクである．しかしながら，禁食を強いてしまうことも肺炎，疾病回復，QOLにとってリスクである．まずは多面的・包括的支援体制の確立が望まれる．体制がとれず，患者に禁食を強いてしまっているのであれば，その医療介護水準の低さを自覚し，向上する努力をしてほしい．

表Ⅰ-2-1　食支援の包括的ケアチェックリスト

食事場面		食事場面以外	
1	姿　勢	1	身体機能維持
2	食物認知への介入	2	口腔ケア
3	食形態調整	3	栄養介入
4	食事介助技術	4	疾病治療
5	摂食訓練	5	薬剤調整
		6	外部環境調整

Ⅵ 包括的ケアのなかで医師に何ができるか

リーダーシップをとれるタイプの医師の方には，積極的にチームづくり・動機づくりを行っていただきたい．全国には，自ら食事介助，口腔ケア，離床に直接かかわる医師の方もいる．彼らと同じ取り組みのみが正しいとはいわないが，チームづくり・動機づくりという点では，医師の方が自ら背中をみせることは，計り知れない効果を発揮する．そうでないタイプの医師の方はまず，誤嚥を最小にするリスク管理の学習と，食事中の観察，多職種への信頼表出などから始めるのがよいのではないだろうか．

おわりに

「リスク管理」という考えには2通りあり，時にあいまいに都合よく用いられる．盲目的に（しかるべきケアなく）行われる禁食・絶食は，もしかしたら医療者側が自己責任回避のために行う自らの「リスク管理」かもしれない．患者の「リスク管理」であるならば，前述のように多面的で包括的な食事ケア体制をとることこそ最高のリスク管理だと思う．もし包括的ケアの体制を全くとれていないとしたら，そのこと自体が患者のアウトカムにとってリスクである．誰のためのリスク管理が優先なのかを考えてみていただきたい．

参考文献

1) Maeda K, Akagi J：Oral care may reduce pneumonia in the tube-fed elderly：a preliminary study. Dysphagia, 29(5)：616-621, 2014.
2) Ueda K, Yamada Y, Toyosato A, et al：Effects of functional training of dysphagia to prevent pneumonia for patients on tube feeding. Gerodontology, 21(2)：108-111, 2004.
3) Maeda K, Koga T, Akagi J：Tentative nil per os leads to poor outcomes in older adults with aspiration pneumonia. Clin Nutr, S0261-5614(15)：00245-00249, 2015.
4) Koyama T, Maeda K, Anzai H, et al：Early commencement of oral intake and physical function are associated with early hospital discharge with oral intake in hospitalized elderly individuals with pneumonia. J Am Geriatr Soc, 63(10)：2183-2185, 2015.
5) Momosaki R, Yasunaga H, Matsui H, et al：Predictive factors for oral intake after aspiration pneumonia in older adults. Geriatr Gerontol Int, 2015.
6) Ellis G, Whitehead MA, O'Neill D, et al：Comprehensive geriatric assessment for older adults admitted to hospital. Cochrane Database Syst Rev, (7)：CD006211, 2011.

（前田圭介）

すべての医療職が知っておくべき基礎知識

3 医師はどこで食支援が必要と認知するか？どのように多職種に依頼していくか？

はじめに

　食支援には，しっかりとした食育が必要である．しかし食べることの意味，「どうしてごはんを食べるのか？」を正しく子どもたちに伝えられる医師がどれほどいるだろうか？「生きるため」という答えはすぐに出るかもしれないが，「食べると体のなかで何が起き，食べないと体のなかがどうなるのか」を正しく伝えられるだろうか？　そして病気や老衰などの終末期に口から食べられなくなったとき，自分はどうありたいのか，周りはどう支えるかを考えたことがあるだろうか？

I　日本人の食育

　第二次世界大戦後の約半世紀で，日本の食文化は劇的に変化した．食の合衆国状態となり，本来低カロリー，低タンパク，低脂肪だった日本人の食事は正反対に様変わりした．日本人の油の消費量は4倍近くになり，肉の消費量も3倍近くになった．食生活の欧米化は日本人の体型を変え，深刻な生活習慣病が増えた．長い歴史のなかで日本人が培った食生活環境を，わずか50年で変えたことにより日本人の体は変調をきたした．食生活が乱れれば，体調が崩れるという基本的な体の仕組みを忘れてはならない．

　学校や家庭では食べることの意味を伝える機会が少なくなった．季節を問わずあらゆる食材が手に入り，お金さえあればいつでもどこでも気軽に食事ができるようになった反面，食料自給率は半分以下まで低下し，食べられることや食べることへの感動や感謝を失った．目の前に出された食事や食材に強い興味をもつことなく，その瞬間においしいと思うだけで，ただ口を動かして満腹感を得るだけになった．食文化の変化とともに日本人は食育の機会を失ったのである．

II　食育と医師

　国民の健康を守るべき医師は，本来食に対して高い知識をもっている必要がある．しかし医学部カリキュラムの栄養学や嚥下に関する授業数は十分ではなく，食べ物に関する授業はない．病

気を治す食べ物や症状を軽くする食べ物の説明どころか，健康を害する食べ物や病気の原因となる食べ物の説明すらできないことがある．

病院や施設で，経管栄養，とくに胃ろうからの人工栄養が率先して行われ，口から食べられなくなった際の画期的医療と誤解された時期があった．その結果，リスク管理と称して経口摂取を再開しないケースが増えた．逆に現在は胃ろうを真っ向から否定する傾向がある．経口摂取に固執して低栄養や肺炎リスクを誘発したり，胃ろうだけを否定して経鼻胃管栄養や経静脈栄養を漫然と継続することがある．「誰が」，「いつ」，「どこで」，「なぜ」，「どのように」人工栄養を必要とするのか，明確な議論はせず，指標をつくらなかったことが原因の1つである．食べることは大切な人間の権利だが，最期まで食べ続けるには，本人だけでなく家族や医療者の覚悟，知識，スキルが必要である．

最新の医学知識や技術を習得したり，医療機器を駆使することは医療の発展には欠かせない教育である．しかしその教育はあくまでも発症した病気に対する診断や治療のためである．医師法第一条「医師は，医療及び保健指導を掌ることによって公衆衛生の向上及び増進に寄与し，もって国民の健康な生活を確保するものとする」が示すように，病気を起こさずに健康状態を保つ方法を考え，啓発することも医学の1つの姿である．病気や老衰など終末期の延命措置に関する考え方（死生観）はさまざまである．したがって自然に食べられなくなったときの死生観についての深慮や学習する機会も医師には必要となる．

食育は，子どもたちだけではなく大人，とくに医師にも必要である．われわれ医師は心身ともに健康であるために，食が重要な要素であることを再認識しなければならない．食の大切さを知り，食からも医を学ぶ姿勢をもちたい．

III 医師と食支援

「医食同源」とは，医と食は常に同一，「食べ物は医術・医師と同じ」，という考え方で一種の予防医学である．食文化は医食同源を無意識のうちに世代を越えて伝えてきた．こうした食の伝統を失った現代において，医師が食支援のあり方を常に念頭に置き，周囲への啓発に努め，医療に従事することが重要である．しかし現在の医学部カリキュラムで，食支援を学ぶことはできない．また医学部卒業後も医師が食支援や食を学ぶ機会は少ない．

たとえば，免疫力を高める仕組みの1つに腸の蠕動運動を活発化したり，腸内細菌を腸に吸収させることがある．そのためには何を食べたらよいのか詳しく説明できるだろうか？ 健康な生活を維持するためには，必要な栄養素を取り込まなければならない．どの栄養素を，何の目的で，どのような状態で食物から摂取したらよいのかを，医師は伝える必要がある．あるいは目の前の患者がその答えにたどり着くように支援する必要がある．

医師は，平時，非常時にかかわらず食に関する基本的知識をもたなければならない．たとえ非常時においても栄養素バランスを考えることは重要である．非常時こそ食べ物や食事摂取に関する知識，そして食支援が必要である．われわれ医師は，食支援を実現するために食支援にかかわる多面的な視点をもつべきである．

医療現場での食支援

　「入院」はいわば非常時である．平時，無意識に行っている食行為を入院後も続けるには，どのような視点で食支援をするべきだろうか．小山らは食支援には，栄養や嚥下機能など一部分に着目するのではなく，患者の生活を視野に入れた包括的評価と介入が必要だとしている[1]．医療の現場では場当たり的な嚥下評価や不必要な絶食指示が後を絶たない．食べる機能を有しているにもかかわらず，十分な食支援が行われず，口から食べることを禁止されることが少なからずある．これは患者が食べられない原因や課題を医療者が正確に評価できず，援助することができないからである．多面的な評価には全身状態や呼吸状態をはじめとする医学的な視点のほかに，摂食嚥下機能，栄養状態，活動性，全身の耐久性，食物形態，嗜好，性格，排泄，生活習慣に至るまで，多彩な視点が必要である．さらに評価を経時的に続け，改善が確認できれば食支援の段階的なステップアップが求められる．

　医療現場の特性に合わせた食支援を考慮することも忘れてはならない．疾患の急性期では1日に必要な栄養量をすべて経口摂取することが困難な場合がある．この時に代替栄養として経静脈栄養や経鼻胃管などからの経腸栄養が選択される．問題はここからである．全身状態や体機能改善あるいは回復のためには栄養は必要である．しかし，「とりあえず栄養投与」は「とりあえず禁食」と同様に，患者の食べる機能に悪影響を及ぼす．急性期を過ぎ，生活期に向けたリハビリテーション治療が本格化すれば，1日に必要な栄養量は増加する．漫然とした栄養投与は確実に栄養状態を悪化させ，合併症の誘因となり生活期への移行が困難となる場合がある．

食支援と多職種連携

　食支援を体系的に学ぶことができない以上，医師単独での食支援が難しい場合もある．そこで医師以外の職種からの情報，知識，経験を基にした食支援が必要になる．前述の多面的視点に基づく食支援の実現には，多職種で構成されるチーム医療が最適である．各職種が有する長所と短所を補完し，切磋琢磨しながら食支援を継続することがチーム医療最大の武器であり，包括的な食支援を可能にする．

　「経口摂取できない理由は何か？」，「1日の栄養量はどのくらい必要なのか？」，「入院前はどのような食生活習慣だったのか？」，「代替栄養はいつまで行うのか？」など考えながらの介入が必要である．たとえば，経口摂取できない理由は，多岐にわたる．詳細は他項に譲るが，前述のような多面的評価には多くの情報が必要であり，1つの職種がすべてをまかなえる情報量ではない．「医師が気づかなければならない，管理栄養士が評価しなければならない」などの職種間の壁を取り除くような職場環境の構築は医師の役割である．院内で統一したアセスメントシート[1,2]の導入が複数職種による評価介入を容易にする．

　在宅や施設でも多職種連携は必要であり[3,4]，病院から地域への食支援のバトンタッチが重要だが，すべての地域で可能なわけではない．急性期病院から直接在宅医療に切り替わるケースも少なくないが，病院で当たり前に行う食支援や多職種連携が，在宅や施設で同じように実現でき

るわけではないという認識が必要である．在宅医療では医師以外の職種，介護者，ホームヘルパー，施設職員，訪問看護師，ケアマネジャーなどが食支援に深くかかわる．病院の医師は退院前カンファレンスなどで，在宅支援者に対して，食支援の観点から患者が抱える課題と解決策を提示する必要がある．この場合も医師1人で提示が困難な場合は遠慮なく他職種に同席を依頼し，必要な情報を在宅スタッフと十分に共有できるよう図る．

　古屋ら[4]は，在宅の食支援に必要なこととして，①正確な食事摂取状況の把握，②必要栄養量と現摂取量の推定，③口腔状況の評価，④嚥下障害の有無，⑤認知機能評価，⑥本人の生き方，役割，主義，嗜好，⑦家族の食支援に対する介護力をあげている．病院と異なり，⑥や⑦が求められ，医師以外の職種による評価が必須である．在宅医療では必ずしも食支援の専門家ばかりが揃っているわけではない．ときには病院のスタッフとの協働が必要となることもある．在宅で医師は他医療チームや他職種から得た情報と対象者の病状などを統合して評価し，多職種による介入方法を模索する役目を負うことになる．

 ## VI 多職種連携の質

　多職種連携という単語が用いられるようになって，まだ20年にも満たない．現役医師の多くは医学教育のなかで多職種連携の必要性や重要性を学ぶ機会をもっていない．今後は医学教育のなかにも Interprofessional Education（チーム医療教育）が組み込まれ，学生時代から他職種との合同教育や共同作業を経験する課程が盛り込まれていき，日常医療のなかで包括的多面的食支援が当たり前の時代となることを期待する[5]．

　多くの医師は，食支援の対象となる患者や利用者を1人の生活者として捉える必要性を知っているはずである．しかし現場では「疾患の治療」が最優先となり，生活者としての視点や生活者への支援を忘れがちになる．みせかけの多職種連携ではなく，質の高い多職種連携が必要とされる．

　多職種連携による食支援にはスピードやタイミングが必要である．前々項(p.2)や前項(p.7)でも記述しているように，病院では何らかの疾患で入院した症例に対する，不要な安静や禁食の指示が，結果的に低栄養や筋力・筋量減少を引き起こす．たとえば高齢者肺炎ではむしろ入院後2日以内の経口摂取再開や3日以内の理学療法開始が入院期間の短縮化や良好な治療予後につながることが証明されている．入院直後からの多職種による食支援が理想的である．

　病院での治療が終了した後の生活期を考慮した食支援が必要であり，病院でスピードが求められるのは，食支援開始のタイミングだけでなく，生活期につなげるための退院支援開始のタイミングも同じである．医師に限らず多職種が急性期病院入院時点で，生活期まで網羅できるような食支援の計画と実施が本来は必要である．

　多職種連携が機能して食支援の質が改善しても，患者やその家族，あるいは他職種への医師の声や判断，態度1つで食支援が崩壊する可能性がある．医療や介護だけでなく，その先にある本人や家族が真に希望する生活が実現できるような関係構築を心がけるべきである．医師はけっして独りよがりにならず，全体を俯瞰し，多職種連携による食支援チームをつくれるようになりたい．

おわりに

　医師にはチーム医療や多職種連携の統率，コーディネーターとしての役割を期待されることが多い．しかし食育や食支援，さらに多職種連携の目的や意義がわかっていなければ，期待通りの役割を果たすことはできない．現場経験だけでなく，食育や食支援のための学習機会をもつことが重要だと考える．

参考文献

1) 小山珠美(編)：口から食べる幸せをサポートする包括的スキル―KTバランスチャートの活用と支援，医学書院，東京，2015.
2) 荒金英樹：QOLを高める食支援．静脈経腸栄養，29(3)：851-856, 2014.
3) 岡田晋吾：地域連携における在宅経腸栄養管理の現状と課題．静脈経腸栄養，29(5)：1177-1181, 2014.
4) 古屋　聡：在宅医療で必要な食支援．在宅医療テキスト，第3版，在宅医療テキスト編集委員会(編)，公益財団法人在宅医療助成 勇美記念財団，東京，64-65, 2015.
5) 田村由美, Bontje P, 多留ちえみ, 他：IPE科目の効果：クラスルーム学習と合同初期体験実習が大学一年生のIPW学習に及ぼす影響．保健医療福祉連携，4(2)：84-95, 2012.

（社本　博）

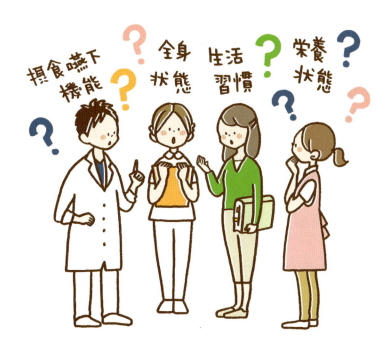

すべての医療職が知っておくべき基礎知識

4 当事者主権にもとづく多職種連携のツール"KTバランスチャート"のススメ

はじめに

　食べることは，乾いた喉を潤し，栄養を摂り，空腹を満たし，疲れを癒してくれる生命の源であり，幸せに生活するうえで欠くことのできない営みである．しかしながら，口から食べるための支援が十分に行われることなく，食べたい希望がかなわないでいる要介護高齢者が多く存在するようになった．その背景として，医療における非経口栄養療法の普及や過度な医療安全が隠れ蓑となっていることも否めない．加えて，非経口栄養療法に慣れてしまうことで，食べられない苦痛を抱いている当事者やご家族に寄せる"食べるよろこびへの感度"が低くなっていることもあげられる．

　本項では，当事者主権に基づく包括的食支援の必要性とその方法について述べる[1]．

 I 治療，ケア，リハビリテーション，リスク管理の包括的支援で安全に食べられる人は多くいる

　口から食べるリハビリテーションは，全身の医学的な管理に加えて，口腔・嚥下機能にとどまることなく心身の調和が不可欠である．とくに急性期医療では，人工呼吸器，気管切開，静脈栄養・経腸栄養といったカテーテル類による全身管理，複合した合併症をもった患者が数多く存在する．そのため，合併症や廃用症候群予防のリスク管理と同時に，包括的なケアとリハビリテーションを充実させていく必要がある．治療のみが優先されることで，多くの廃用症候群を引き起こし，生活者としてのQOLを低下させることになる．

　これまで医療現場では，誤嚥性肺炎予防のためのリスク管理として，絶飲食を前提とした非経口栄養が優先されがちであった．しかし本来のリスク管理では，生活者として廃用症候群を予防し，ADLを低下させることなくQOLを高めていくことにこそ意義がある．つまりは，経口栄養を可能な限り続けられるようなリスク管理である．

　食べることを目的としたリハビリテーションでは，食事場面で誤嚥を予防し，食事の安定を図るための観察や援助を行うことこそが大切である．食物形態の調整，安定した摂食姿勢，安全でセルフケア拡大を意図した食事介助技術力を高めることが，経口摂取を継続できる重要な要素となる．加えて，食事以外での口腔ケアの充実，活動性への援助，栄養管理，合併症予防など，

包括的なリハビリテーションを進めていくことが，リスク管理として重要な位置づけとなり，肺炎患者の在院日数の短縮につながる[2,3].

Ⅱ QOLを勘案した生活者としての包括的視点での評価と支援スキルの必要性

　口から食べるためのサポートには，包括的視点での評価と支援スキルが必要である．しかしながら，これまでの成書は，摂食嚥下機能や栄養などの一部の身体機能や，認知機能にその内容が偏っており，心身の包括的な側面からの多職種連携による評価と支援スキルが融合したものはなかった．また，特定の専門職種のみが，ある一定の場面で評価や診断を下していることも少なくなく，ハードルの高い検査法も含めて評価場面と生活場面での乖離が生じていることが散見される．加えて，評価や支援をする立場の人も，経験や力量がさまざまである．

　実際に食べることができるか否かは，1つの要因だけで決まるわけではない．嚥下造影検査や嚥下内視鏡検査などの一側面だけで，経口摂取は困難という評価が下されがちであるが，あくまで画像検査は心身の一部であるということの認識がほしい．さらに，いったん口から食べることが困難と評価された人々が，希望を失うことも懸念しなければならない．人間は誰しも完全ではない．身体の弱い部分があっても，ほかの側面がカバーしたり，不足を補ってもらったりすることで，健康回復や心身の調和を図ることが可能となる．

Ⅲ 多職種で行う包括的食支援：" 口から食べるバランスチャート " の開発

　以上の観点から，多職種で取り組む包括的支援スキルとして，観察とアセスメントから行う" 口から食べるバランスチャート（Kuchikara Taberu Balance Chart：KTバランスチャート® またはKTBC®）"[注1]を開発した[1]．食べることが困難になった要介護高齢者は，自身では解決できない不足な面を有しており，多面的で系統だった支援スキルが必要となる．そのため，KTバランスチャートの開発の本意は，対象者の不足部分を補いながら，可能性や強みを引き出す包括的支援スキルとケアリングを内包することにある．そのうえで，多職種で総合的に評価しながら，治療，ケア，リハビリテーションを展開し，その成果が可視化できるツールになることを意図した（図Ⅰ-4-1）．

　本バランスチャートを用いた包括的視点によって，介入前後の変化が可視化される．これらを当事者や家族も含めた多職種間で共有することで，医療施設のみでなく，福祉施設や在宅でのチームアプローチに活用できる．いうなれば，当事者主権のために開発されたツールとご理解いただきたい．

注1：「KTバランスチャート」および「KTBC」は，NPO法人 口から食べる幸せを守る会の登録商標です．

図I-4-1 KTバランスチャート開発の意図

KTバランスチャートの構成項目と評価方法

評価項目

　評価内容は，1) 心身の医学的視点（①食べる意欲，②全身状態，③呼吸状態，④口腔状態），2) 摂食嚥下の機能的視点（⑤認知機能（食事中），⑥咀嚼・送り込み，⑦嚥下），3) 姿勢・活動的視点（⑧姿勢・耐久性，⑨食事動作，⑩活動），4) 摂食状況・食物形態・栄養的視点（⑪摂食状況レベル，⑫食物形態，⑬栄養）の13項目で構成した（**表I-4-1**）．それぞれを1〜5点の評価点でスコア化し，評価点の低い項目に対するケアの充実と，ステップアップしていくためのアプローチスキルを融合させた．加えて，評価点の高い項目を良好な側面として維持し，強みから不足部分をカバーできるようなアプローチを展開していくことで，生活者としての包括的バランスの調和を図るものとした．4つの側面に分類してはいるが，それらは複合的に連動する（**図I-4-2**）．

2 KTバランスチャートの特徴

　KTバランスチャートの本来の目的は，単に点数をつけて評価することではなく，「口から食べる幸せ」をよりよく支えていくためのアプローチに活用することにある．

　本評価内容は，病院，施設，在宅でのさまざまな現場において幅広く活用できるように，事例展開を行ったうえで簡便なものとして開発した．その後，信頼性や妥当性の検証が済み，アメリカ老年医学会雑誌（Journal of the American Geriatrics Society）に収載されている（英文名：KT index）[4]．NSTや摂食嚥下チーム回診，施設でのミールラウンド，在宅での共有ツール，研究発表などに活用していただきたい．

3 KTバランスチャートの評価基準と活用方法

　評価点は，13項目をそれぞれ1〜5点でスコア化する（**図I-4-3，4**）．評価基準はweb（http://

Ⅰ．すべての医療職が知っておくべき基礎知識

表Ⅰ-4-1　評価項目（4本柱の13項目）

1）心身の医学的視点
　①食べる意欲，②全身状態，③呼吸状態，④口腔状態
2）摂食嚥下の機能的視点
　⑤認知機能（食事中），⑥咀嚼・送り込み，⑦嚥下
3）姿勢・活動的視点
　⑧姿勢・耐久性，⑨食事動作，⑩活動
4）摂食状況・食物形態・栄養的視点
　⑪摂食状況レベル，⑫食物形態，⑬栄養

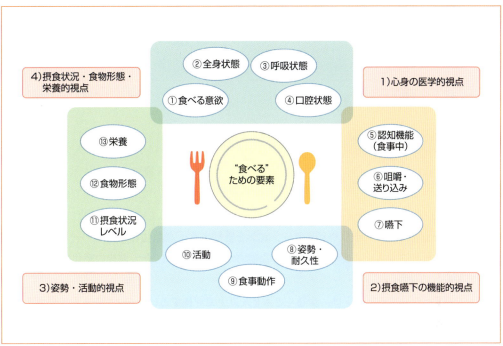

図Ⅰ-4-2　経口摂取拡大のためのアセスメント的視点と包括的スキル

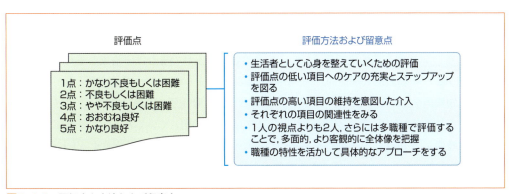

図Ⅰ-4-3　評価点と方法および留意点
評価基準を参照し，13項目それぞれを1〜5点でスコア化し，レーダーチャートにする．

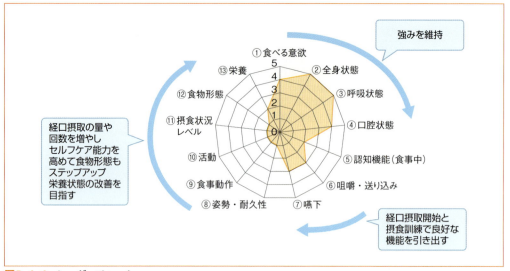

図I-4-4 レーダーチャート

www.igaku-shoin.co.jp/bookDetail.do?book=89146)をご参照いただきたい．入力用シートを **図I-4-5**[1]に示すが，このシートも前述のURLからダウンロード可能である．

　生活者として心身を整えていくために，評価点が低い項目について，その状況で必要なケアの充実を図り，1点でもステップアップできる方法を多職種で検討していく．評価点の高い項目は，維持や強化を意図してケアやリハビリテーションを継続する．点数化してレーダーチャートでグラフ化することで，介入が必要な側面と良好な能力が可視化され，介入前後の変化を多職種間で共有できる[4〜7]．

　なお，KTバランスチャートは，少なくとも2人以上で評価するほうがよい．1人の視点よりも2人，さらには多職種での評価があったほうが，多面的でより客観的に全体像を把握できる．摂食嚥下チームや栄養サポートチーム(NST)などのカンファレンスやミールラウンドなどで可視化した変化を評価していくことで，さらなるアプローチの方向性がみえてくる．

V 評価からアプローチの展開法と事例

　図I-4-6，7に展開方法の概要を示した．心身の状態が不良の場合は，治療と並行しながら呼吸ケア，口腔ケア(器質的・機能的)，姿勢調整(頸部前屈位・角度アップ)を主軸としてアプローチし，認知機能を高めていく．そのうえで，全身状態や呼吸状態の評価に応じて，タイムリーにベッドサイドでのスクリーニング評価を行い，経口摂取を開始していくとよい．また，早期離床を図り，呼吸・認知機能，活動性を高めつつ，栄養状態が悪化しない(改善する)ようにする．心身の状態がよいケースでは，摂食嚥下機能も良好なことが少なくない．熱もなく，呼吸も安定しているにもかかわらず，非経口栄養のみという状況の人が多く存在する．そのような人では，早急に摂食嚥下機能的視点を評価して経口摂取の可能性を見出してほしい．

【KTバランスチャートの使用目的】
- KTバランスチャートは，対象者の口から食べる支援において，包括的な視点で多職種による評価とアプローチをするためのアセスメントツールです．
- 「口から食べる」ための要素を13項目に分類したもので，それぞれの項目について5段階で評価し，全体のバランスを評価するためのものです．不足な点はケアやリハビリテーションを充実し，伸ばしたい点や強みへのアプローチへとつなげます．
- 評価や変化を可視化し，多職種で共有し，チーム力を駆使して対象者の食べる能力の維持・向上をはかるためのツールです．

【活用方法】
- 13項目それぞれを1～5点でスコア化し，レーダーチャートにします．
- 生活者として対象者の心身を整えていくために，評価点の低い項目へのケアの充実とステップアップ，評価点の高い項目の維持を意図した介入を行います．

【13項目の構成】
1) 心身の医学的視点
　①食べる意欲，②全身状態，③呼吸状態，
　④口腔状態
2) 摂食嚥下の機能的視点
　⑤認知機能(食事中)，⑥咀嚼・送り込み，⑦嚥下
3) 姿勢・活動的視点
　⑧姿勢・耐久性，⑨食事動作，⑩活動
4) 摂食状況・食物形態・栄養的視点
　⑪摂食状況レベル，⑫食物形態，⑬栄養

【評価点】評価基準を参照
1点：かなり不良もしくは困難
2点：不良もしくは困難
3点：やや不良もしくは困難
4点：おおむね良好
5点：かなり良好

【注意点】
＊本バランスチャートの改変は禁止致します．
＊使用にあたっては必ず「KTバランスチャート」または「KTBC」と明記してください．

《KTバランスチャート入力》　1点～5点までの点数を入力するとグラフに反映します

項　目	初回評価時点数	評価時点数	評価時点数
①食べる意欲			
②全身状態			
③呼吸状態			
④口腔状態			
⑤認知機能(食事中)			
⑥咀嚼・送り込み			
⑦嚥下			
⑧姿勢・耐久性			
⑨食事動作			
⑩活動			
⑪摂食状況レベル			
⑫食物形態			
⑬栄養			

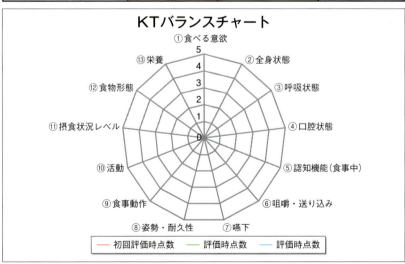

図I-4-5　KTバランスチャート 入力用シート
(小山珠美(編)：口から食べる幸せをサポートする包括的スキル―KTバランスチャートの活用と支援，第2版，医学書院，東京，12-19，2017．より)

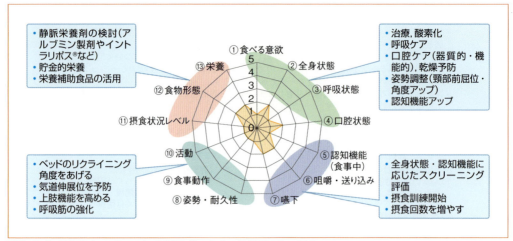

図 I-4-6　評価からアプローチの展開法①：心身の状態が不良の場合

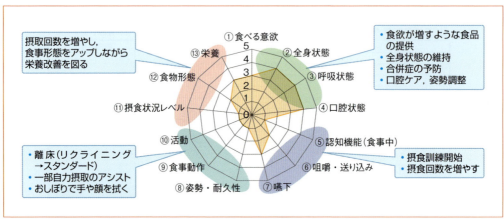

図 I-4-7　評価からアプローチの展開法②：心身の状態がよい場合

以下に，事例を示す．

 事例の概要

80代前半，男性．脳梗塞（脳塞栓による左中大脳動脈広範囲梗塞），意識障害，右片麻痺，高次脳機能障害（失語症，失行など），摂食嚥下障害．

発症後から意識障害が持続．栄養は経鼻胃管チューブから1,200kcal/日．X線上，肺炎所見なく，血液検査データでも炎症反応は高くないが，微熱が持続し，唾液の咽頭貯留があった．

主治医の見解は，発症から1ヵ月経過しても覚醒が不良で，麻痺は重度，全失語で指示が入らず，微熱も続いているため，経口摂取は困難という予想だった．経口摂取開始直後の嚥下造影検査では誤嚥を認め，胃ろうの適応となった．しかし，家族の「食べさせてあげたい」という強い希望と，回復期リハビリテーションで積極的な経口摂取を主軸としたアプローチを多職種で行った結果，誤嚥性肺炎を発症することなく，2ヵ月後に3食経口摂取可能となり，自宅退院となった．図 I-4-8にKTバランスチャートによる変化を示す．

I．すべての医療職が知っておくべき基礎知識

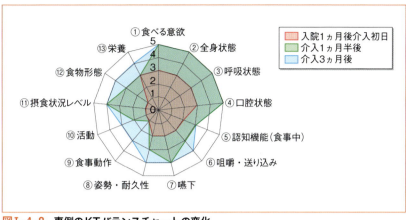

図I-4-8 事例のKTバランスチャートの変化

おわりに

　KTバランスチャートを用いた多職種連携による包括的な介入が行われることで，当事者主権の口から食べる幸せの実現という道が拓かれることを期待したい．

📖 参考文献

1) 小山珠美(編)：口から食べる幸せをサポートする包括的スキル—KTバランスチャートの活用と支援，第2版，医学書院，東京，12-19，2017．
2) Koyama T, Maeda K, Anzai H, et al：Early commencement of oral intake and physical function are associated with early hospital discharge with oral intake in hospitalized elderly individuals with pneumonia. J Am GeriatrSoc, 63 (10)：2183-2185, 2015.
3) 小山珠美：嚥下障害の栄養療法．増刊レジデントノート 栄養療法がわかる！できる！，泉野浩生(編)，17 (17)．166-174, 2015.
4) Maeda K, Shamoto H, Wakabayashi H,et al：Reliability and Validity of a Simplified Comprehensive Assessment Tool for Feeding Support：Kuchi-Kara Taberu Index. J Am Geriatr Soc, 64 (12)：e248-e252, 2016.
5) 岡田晋吾 地域医療連携ネットワークの構築．：地域医療連携・多職種連携 スーパー総合医，中山書店，東京，224-229, 2015.
6) 小山珠美(執・監)：ビジュアルでわかる早期経口摂取実践ガイド—急性期から食べたいをつなぐ地域ネットワーク—，日総研，名古屋，67-75, 2012.
7) Koyama T, Shamoto H, Anzai H, et al：Multidisciplinary Comprehensive Care for Early Recommencement of Oral Intake in Older Adults With Severe Pneumonia. J Gerontol Nurs, 42 (10)：21-29, 2016.

(小山珠美)

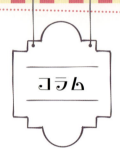

姿勢調整の極意にせまる

　姿勢調整は，すべての生活場面において重要であり，生活の質（QOL）に大きく作用する．とくに食事時の姿勢は，嚥下代償法にも活用されるように摂食嚥下機能に大きく影響し（**表1**），不適切な姿勢は，患者のもつ良好な機能を阻害し，誤嚥や窒息，低栄養・脱水などのリスクの原因となる．また，不適切な姿勢は，患者のみならず介助者にもストレスとなる．食事中にたびたび姿勢を修正する必要や，自力摂取が阻害され食事介助が必要な対象が増え，むせや誤嚥に対する不安など介護負担も増える．適切に姿勢調整することにより，患者・介助者双方にとって，安全・安楽・安心な食事環境を整えることが必要である．

 姿勢の選択

　リクライニング位の角度により，各摂食嚥下の段階にどう影響を及ぼすかを理解し，姿勢を選択する必要がある．また，いつまでもベッド上で食事をするのではなく，患者のもつ良好な機能が発揮できるように，全身状態や摂食嚥下機能，姿勢の保持力・耐久性を考慮したうえで，段階的にステップアップを検討しながら姿勢を決定する必要がある（**表2**）．そのため，リクライニング角度が摂食嚥下に及ぼす影響（**図1**）を理解し，食物形態なども合わせて多職種で食事環境を決定することが望ましい．

 姿勢と食物形態

　リクライニング角度が低い場合，口から咽頭にかけて重力がかかり，送り込みやすく，口腔内

表1　不適切な姿勢が摂食嚥下機能に及ぼす影響

メカニズム	影響
先行期	・苦痛や不快，食べづらさなどによる食思の低下 ・覚醒不良 ・頸部伸展位により，食物を視覚で捉えにくく食物認知が低下 ・苦痛や不安定な姿勢により，食事に集中できない ・捕食動作を阻害
準備期	・咀嚼運動阻害により食塊形成が困難 ・舌運動の阻害により口腔内保持力が低下
口腔期	・舌運動の阻害により咽頭への送り込み機能低下 ・口腔内残留
咽頭期	・頸部伸展位により，喉頭挙上が阻害され咽頭残留や誤嚥が増加 ・呼吸が阻害され，呼吸と嚥下のタイミングのズレが起こる
食道期	・胃食道逆流の悪化

表2　食事環境の選定

食事環境の種類	適応
ベッド	・基礎疾患が急性期治療中であり離床が困難 ・循環動態，呼吸状態が不安定 ・姿勢の安定性や耐久性低下，姿勢が崩れやすい ・咽頭への送り込み期機能の低下 ・嚥下反射惹起遅延 ・咽頭残留が多い
リクライニング車椅子	・耐久性低下，姿勢が崩れやすい ・頭頸部の姿勢が不安定 ・咽頭への送り込み期機能の低下 ・嚥下反射惹起遅延 ・咽頭残留が多い
車椅子，椅子	・認知機能の低下 ・飲み込む圧が弱く咽頭に残留する ・逆流が起こりやすい ・自力摂取が可能 ・安定した姿勢保持が可能であり，耐久性がある

段階的にステップアップ

リクライニング角度30度の特徴

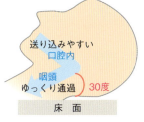

・口腔内の移送が容易
・咽頭通過がゆっくり
・咽頭後壁を伝い，解剖的に気管に入りにくい
・咽頭残留がある場合，梨状窩に溜まったものが気管に入りにくい

有効な場合	デメリット
・姿勢保持能力が低下している ・嚥下反射惹起が遅延している ・咽頭への送り込み機能が低下している ・疲労が強く，耐久性が低下している ・頸部の支持性が低下している	・視覚情報が入りにくい ・自力摂取が困難 ・覚醒への刺激が入りにくい ・食物認識が困難 ・頸部が伸展しやすい

リクライニング角度60度の特徴

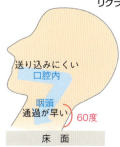

・口腔保持が容易
・咽頭通過速度がやや早い
・解剖的に食物が前方の食道に入りやすい
・自力摂取が可能
・視覚情報が入りやすい

有効な場合	デメリット
・覚醒維持が困難 ・食物認知が低下している ・咽頭期嚥下圧が低下していて，食道への送り込みが不十分 ・自力坐位姿勢が保持困難	・食物が気道に入りやすい ・咽頭への送り込みが困難 ・頭頸部が不安定になりやすい ・姿勢が崩れやすい

図1　リクライニング角度の特徴

保持が困難となる．そのため，咀嚼が必要となる食物形態（「日本摂食・嚥下リハビリテーション学会嚥下・調整食分類2013」コード3以上）やとろみがない飲料は，誤嚥や窒息リスクが高まる．姿勢がどのように摂食嚥下機能に影響するかを理解し，食物形態も含め食事環境を選定する．

姿勢調整の実際―食事姿勢のポイント―（図2, 3）

頭頸部
- オトガイから胸骨までが握り拳1個分あくように顎を引き，視線が斜め下45度程度になるように，軽度屈曲位に調整する
- ＊頭頸部姿勢が不安定な場合は，ベッドやリクライニング車椅子を選択し，乳様突起をサポートする

体　幹
- ベッドの屈曲部より殿部が上方にくるように調整し，骨盤をまっすぐにする
- 肩の高さが左右対称で，体幹がまっすぐになるように調整する
- 体位を変換した場合，必ず背面の圧抜き（頭抜き・背抜き・尻抜き・足抜き）をし，除圧を行う
- ＊麻痺や拘縮，円背などがある場合は，無理に姿勢を矯正せずベッドと体の過剰な隙間を埋めるようにサポートする

上　肢
- 肩甲帯から上肢全体をサポートするように，肘を腋下から臍の中間の高さで軽度屈曲位に調整する
- 自力摂取の場合は，テーブルに肘をついた状態で，スプーンが口に入る高さにテーブルを調整する

下肢・足底
- 坐骨下から下肢全体に過剰な隙間があかないようにサポートする

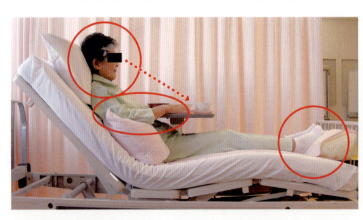

図2　ベッドでの姿勢調整のポイント

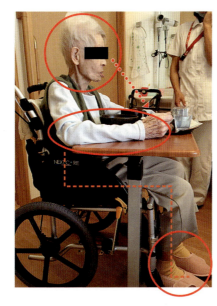

図3 車椅子での姿勢調整のポイント

- オトガイから胸骨までが握り拳1個分あくように顎を引く
- 上肢を安定させる
- テーブルを臍から乳頭の中間の高さに調整し,体に近づけて設置
- 股関節・膝関節・足関節を90度に調整
- 足底全面を床に接地
- 滑り坐りにならないよう,深く坐る

- 足底は,踵を除圧し足底全面が接地するようにサポートする
- 坐位では,できるだけ深く坐り,股関節・膝関節・足関節が90度になるように足底の位置を調整する

 姿勢調整で,食事が変わる!

　適切に姿勢を調整し,対象のもつ良好な機能を十分に発揮できる環境を調整して食のQOL向上を目指しましょう.

参考文献
1) 迫田綾子(編):図解ナース必携 誤嚥を防ぐポジショニングと食事ケア―食事のはじめからおわりまで,第1版,三輪書店,東京,31-68, 2013.

(竹市美加)

Ⅱ章

あなたの患者が困っていたら、誰に相談する？

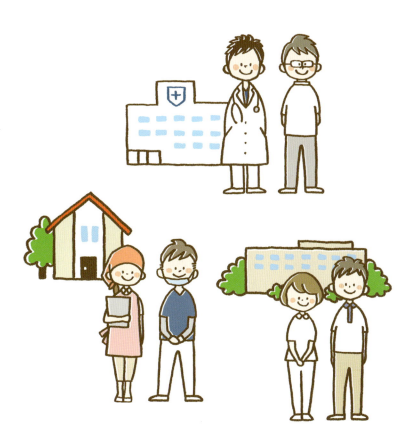

病院で

病院勤務医

➡ 食べられない原因を探ります

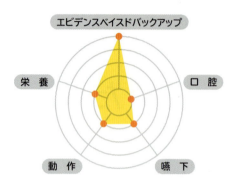

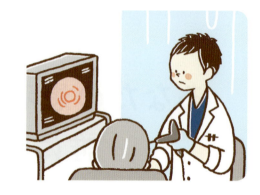

 こんなとき私の出番！

　病院勤務医が摂食嚥下障害にかかわる機会は2つに大別される．1つは脳血管障害や誤嚥性肺炎のように飲み込むとむせるといった狭義の嚥下障害が問題となっている場合であり，これは比較的容易に問題に気づくことが多い．もう1つは食べなくなったという主訴で相談される摂食障害が問題となる場合であり，摂食嚥下の5期（先行期，準備期，口腔期，咽頭期，食道期）のどこかに問題が潜んでいる可能性がある．そのとき病態を考えずに食形態を飲み込みやすいものに変更したり，胃ろうなどの人工的水分・栄養補給（artificial hydration and nutrition：AHN）に切り替えたりすることは根本的な解決につながっていないだけでなく，安易な胃ろうをつくることにつながる．そこでの医師の仕事は，患者さんが摂食障害なのか，それとも嚥下障害なのか，というように原因を探ることである．筆者が勤務している病院は急性期病院であり，急性期疾患の治療はうまくいったもののなぜか経口摂取量が増えないというケースにしばしば遭遇する．当院では総合診療医が嚥下障害に広い鑑別疾患を考えながら多職種チームでアプローチする方法によって，摂食嚥下機能障害患者のAHN離脱率の向上を認めている．

 こうやってアプローチします！

　当院には，摂食嚥下機能評価パスチームという多職種（医師，歯科医師，看護師，言語聴覚士，理学療法士，作業療法士，歯科衛生士，管理栄養士）で構成されたチームがある．摂食嚥下機能障害の患者に主治医あるいは多職種が気づくと，摂食嚥下機能評価クリニカルパスをオーダーされる．すると多職種のチームが招集され，その日のうちに全身状態の評価（血液検査，胸部X線，心電図，頭部MRI），口腔内の衛生状態，ADLの評価，嚥下機能評価（食事の様子，嚥下内視鏡検査）を多職種が入力できるチェックシートで評価し，3日以内に合同カンファレンスを行って摂食嚥下の5期のうち

どこに問題があるかを判断する．チームリーダーである医師が総合的に判断し，主治医に病態と方針を伝えている．摂食嚥下評価クリニカルパスによる多職種の包括的介入を行うことで，AHN離脱率は改善（60％ vs. 35％ p＜0.05）している[1]．

治療法は原因によりさまざまである．アルツハイマー型認知症が疑われれば，摂食障害に有効なリバスチグミン（リバスタッチ®）を使用し，脳血管障害が原因であればシロスタゾール（プレタール®）やアマンタジン（シンメトレル®），ペリンドプリル（コバシル®）を使用する．パーキンソン病が原因であれば半夏厚朴湯（はんげこうぼくとう）を使用する．うつ病が原因であればミルタザピン（レメロン®）を使用する．他の急性期疾患が隠れていて気づかない場合もあるため，とくに感染症，心不全，ビタミン欠乏症は急性期疾患により修飾されていただけであれば，介入することで嚥下機能低下が改善することもある．長期間摂食障害が続いていた場合には，葉酸，亜鉛，ビタミンB_1など微量元素のスクリーニングにより介入の突破口をみつけることもある．また一時的な栄養改善のため，経鼻経管栄養を行うこともある．摂食嚥下評価クリニカルパスの介入パターンは医師による薬物治療だけでなく，リハビリテーションによる姿勢調整や食形態の変更，歯科医師や歯科衛生士による口腔ケア，管理栄養士による栄養管理など多岐にわたる．

こんなふうに連携します！

当院では主治医が摂食嚥下障害に気づきクリニカルパスを起動することで，チームの介入が始まる．また，医師間でのカンファレンスや多職種カンファレンスなどで経口摂取低下を指摘されることもあり，とくに看護師や言語聴覚士が異常に気づくことが多く，嚥下評価のために嚥下内視鏡のみを依頼されることもある．その場合は病棟に持ち運び可能なポータブル嚥下内視鏡検査で即日検査も可能である．多職種が共通のシートに記載し合同カンファレンスを行うことで，患者の問題点が共有でき，各職種が患者の全体像を把握できるのである．

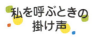

摂食嚥下評価クリニカルパスをしてもらえませんか？

摂食嚥下障害には必ず原因がある．医師は診断の専門家であるとともに，多職種連携の指揮者である．摂食嚥下機能評価クリニカルパスで漏れのない検査を行い，多職種がチームを結成して共通のシートに記載することで情報共有し，包括的介入することが病院の強みではないかと考える．

参考文献
1) 荒幡昌久，大浦　誠：認知症高齢者摂食嚥下障害に対するクリニカルパスを用いた包括的介入の効果．第6回日本プライマリ・ケア連合学会学術大会 抄録集，203, 2015．

（大浦　誠）

> 病院で

病棟看護師
（摂食・嚥下障害看護認定看護師）

➡ 日常生活動作のなかから「食べる」力を見出し，「食べ続ける」力を支援します

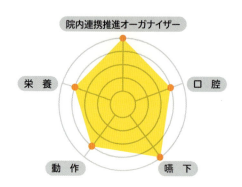
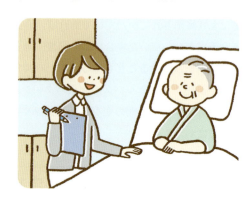

 こんなとき私の出番！

　筆者の勤める病院は地域医療を担う100床未満の急性期病院である．誤嚥性肺炎やCOPD，心不全の高齢者が多く，入院時はそのほとんどに禁食・安静の指示が入り，経口摂取のタイミングが遅くなることも少なくない．食事は止めても，内科系の既往のある方は，薬は継続という指示がある場合もあり，どうやったら上手く，かつ安全に薬が飲めるかという相談を受けることから介入するケースもある．そういった場合は，フィジカルアセスメントやベッドサイドのスクリーニングテストなどを行い，安全な内服の介助方法を提示しながら継続することで嚥下機能の低下の予防につなげることもある．自ら食べたいという訴えがない方であっても，口腔ケアを始め，内服管理などを含めた日常生活の援助を通して，食べる力を維持し，その方の機能と食思に合った，「食べ続ける」につなげられるよう支援するのが摂食・嚥下障害看護認定看護師の役割であり，出番であると考えている．

 こうやってアプローチします！

　当院では，食べる機能の低下がある高齢者の方が経口摂取を始める際，リハビリテーション科への依頼があり，言語聴覚士（ST）による評価を行ってから経口摂取という流れが定着化している．食べる取り組みはそこからがスタートと捉えられることも多いが，筆者は食べる取り組みは入院時から始まっていると考えており，同じ考えをもって口腔ケアに臨める看護師を増やすことが自分の役割であるとも考えている．そのため，禁食で口腔内にトラブルのある方の口腔ケアを行う際，どのクリニカルラダーレベルの看護師であっても，まずはしっかり口腔保清と保湿ができるように方法を提示している．なぜなら，食べない時期の口腔ケアの質の向上を図ることで，その後の「食べる」にスムーズに

移行できることを数多く経験してきたからだ．その土台があるうえで食べる機能を引き出すため，五感に働きかける手技を用いてスクリーニング評価を行い，安全に食べ始める，そして食べ続けるためのサポートをし，食べさせる技術を駆使している．

食べさせる技術とは，ただ口もとにスプーンを運ぶことだけではない．より患者の機能を引き出すためにはどういった介助が必要か，スプーン操作や見せ方など，その方に合った方法で介助ができることである．その介助方法を見出し，介助するスタッフがその技術をできるようになるまで指導し，かつ主導することで「食べる」をサポートし続けていけるよう取り組んでいる．

こんなふうに連携します！

同じ病棟内の患者の相談は，勤務の際に声をかけてもらい対応しているが，他病棟の患者の相談にはタイムリーに受けられないことも多い．そのため，摂食訓練のオーダーを受け，主導されているリハビリテーション科の医師や，訓練を請け負っているSTとの情報交換を密に行い，ともに具体策を提案するようにしている．

連携するにあたっては，KTバランスチャート（p.16）を思い描き，多職種から得た情報を統合して，その方を包括的に捉えるようにしている．たとえば，看護師は全身状態や呼吸状態，口腔状態に関する情報は豊富だが，食具操作や活動性，耐久性の部分はリハビリテーションに依存する傾向がある．また，食物形態や栄養状態については栄養士の得意分野だが，全身状態の経過を追うことは難しいと聞く．KTバランスチャートを用いて症例を考えていくと同時に，そういった情報量に差のある多職種間で，1人の患者の情報を共有し，イメージするのに役立てている．そうしたうえで，どういった方向性を見出すか，誰に何をお願いするのが効果的かをアセスメントし，弱い部分だけに焦点を当てるのではなく，強みを見出し，そこを強化していくことで食べる力を回復，維持，強化できるよう連携を行っている．

  患者さんの口腔ケア，どうやったらきれいになるか，また，食べることにつながるかを一緒に考えてもらってもいいですか？

当院では嚥下障害が重度であっても，患者本人やご家族から「食べたい」，「食べさせたい」との希望があれば，経口摂取を継続するよう取り組みを始めている．機能が低下し食事としての摂取が難しい場合でも，その方の喜びや楽しみにつなげる食の支援もとても大切である．どのようなステージにあっても，きれいな口で食を楽しむことは人として守らなくてはならない尊厳の1つといっても過言ではない．一人ひとりの食を取り巻く意向や環境，そしてその方の機能に見合った「食べる」を支援していきたいと考えている．

（甲斐明美）

病院で

言語聴覚士

➡ おいしく食べること・楽しく話をするための支援をします

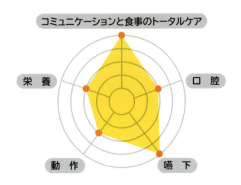

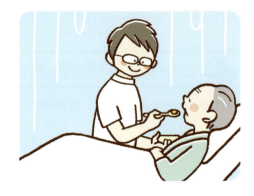

こんなとき私の出番！

　言語聴覚士（以下，ST）が対象とする問題は，「ことば」に関するものや「聴こえ」，「飲み込み」に関するものと多岐にわたる．また，年齢層も小児から高齢者と幅広い．

　筆者が勤務している病院は，急性期医療を担うとともに，地域医療に貢献している．そのため，高齢者が多く，脳血管疾患や誤嚥性肺炎により入院された方が対象となることが多い．当院は，筆者が勤務するより以前に，STの在籍はなく，採用自体が初めてのことであった．ST採用に至った理由に，院内における誤嚥性肺炎発症者数を減少させたいとの現場の声があった．そのため，脳血管疾患や誤嚥性肺炎・外科手術後などの嚥下評価依頼が多い．しかし，食事開始後のむせ込みや痰がらみなどの状態の変化に対する相談は少なく，気がつくと食事が中止となっていることがしばしばみられた．そのため，筆者自身が食事時に各病棟をラウンドし，摂食状況の確認をするとともに病棟看護師からの情報取集を行うように努めている．必要があれば，主治医や看護師と相談し，ST介入を検討してもらうようにしている．とくに，手術後の安静度の制限や姿勢保持が困難な状態で，食事を摂取されている場合には注意して経過をみるようにしている．

こうやってアプローチします！

　これまで当院の摂食嚥下機能評価は，改訂水飲みテスト（modified water swallow test：MWST）や食物テスト（food test：FT）を中心としたスクリーニング評価が主流であったが，医師の協力を仰ぎ，嚥下造影検査（videofluoroscopic examination of swallowing：VF）および嚥下内視鏡検査（videoendoscopic evaluation of swallowing：VE）を導入することで，より正確な評価を行うようにしている．その評価結果に応じて，食事形態や姿勢，実際の食事介助に反映させて，安全に経口摂取ができるようにする．また，気管切開術施行後に気管カニューレが留置されている例に対しては，着色水テストとFTを組

み合わせて評価を行い，気管カニューレが留置されている状態でも，摂食訓練を開始するようにしている．

　また，評価だけではなく食事時に病棟に出向くことで，摂取状況を確認し，必要に応じてその場で食事形態の変更や介助方法の検討などをリアルタイムに行うようにしている．

　病棟の看護師は，急な入院患者の手続きや検査・手術室への搬送や対応など多忙を極めることが多く，食事時に重なると，食事介助に十分な時間を費やせない場合がしばしばある．また，朝食の介助は前日の夜勤帯の看護師が行うため，圧倒的にマンパワーが不足している．そのような場合には，STが直接食事介助を行っている．

　STは，評価や訓練だけにとどまらず，実際の食事場面に参画し，食事介助が行えるだけのスキルは身につけておく必要がある．

こんなふうに連携します！

　当院では，情報の共有を目的に週1回脳外科病棟の看護師と筆者でカンファレンスを実施し，統一したケアが提供できる体制をとっている．また，カンファレンス以外でも，とくに病棟看護師とのコミュニケーションを密に図ることを心がけている．看護師は，最も患者の身近におり，日常生活援助を行っているため，どんな些細な変化も気づくことができる．

　1人でも多くの方に口から食べる喜びを取り戻したければ，孤軍奮闘していては解決しない．同様に，「STだから」，「看護師だから」と職壁に囚われていては，日常生活動作（ADL）や生活の質（QOL）向上はもとより，その方の口から食べる喜びを取り戻すことが停滞してしまいかねない．各々の専門性をもち寄り，多職種が連携しなければならない．

  この方の食べているところを一度みてもらえませんか？

　われわれ，セラピストが行うリハビリテーションの目的とは，ADLを向上させて，生活の質を豊かにすることである．そのためには，職壁に囚われるのではなく包括的，かつ1人の患者を1人の生活者として捉える視点が重要である．また，各々の専門分野がどのように生活の基盤を構築するのか改めて考えてみる必要があるのではないだろうか．

（黄金井　裕）

病院で

理学療法士

➡ よい姿勢，よい呼吸状態で食事ができるように支援します

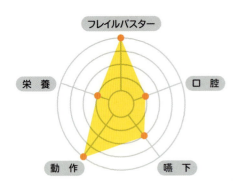

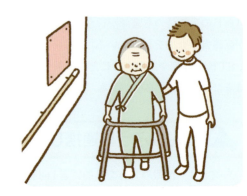

 こんなとき私の出番！

　理学療法士（以下，PT）は，さまざまな疾病・障害に起因する機能・形態障害に対し運動療法・物理療法・日常動作訓練を行い，患者がよりよい生活を送られるよう援助することを目的としている．食事場面もその1つである．一般的には，食事場面の姿勢を評価することがPTの役割であり，作業療法士（以下，OT）が摂食，言語聴覚士（以下，ST）が嚥下と細分化されている．リハビリテーション職全般の特徴として，1対1での対応が可能という点があり，誤嚥などのリスクの高い患者に対して，食事開始から終了までつきっきりで評価・訓練ができる．また，PTの特徴として，食事開始の前提となる呼吸機能の評価・訓練が可能であり，排痰や吸引をすることによって，食事ができる呼吸状況をつくることができる．

　次に当院PTが摂食嚥下にかかわるようになった経緯を紹介する．当院では長い間，常勤がPTのみでOT，STが不在だったため，医師より食事場面全般を評価・訓練できるようにとの要望があった．これに応えるべく，非常勤のSTと歯科衛生士（以下，DH）に指導してもらい，食事場面全般を評価・訓練できるように努力した．そして，いろいろな職種と情報交換しながら食事場面を評価・訓練してきた．

　現在では常勤STがいるため，STと協力して食事場面にかかわっている．また，摂食嚥下チームを立ち上げ，その調整役として多職種と連携し，患者の食事場面の評価・訓練を行っている．

 こうやってアプローチします！

　PTの得意分野は，呼吸と姿勢・動作の評価・訓練である．まずは，呼吸状態を評価し，痰が多ければ排痰法や吸引など行い，呼吸機能改善を促す．次に離床を促して，できるだけよい姿勢で食事ができることを目標にする．当院PTは，そればかりでなく実際の摂食嚥下の評価・訓練も行う．呼吸

状態，姿勢や動作の状態，嚥下の状態を総合して水分や食事の形態を提案して，摂食嚥下訓練を行っている．最近では，認知機能の問題で食事ができず，相談がくるケースも目立つが，このようなケースでは，PTの得意分野以外のアプローチも必要になってくる．そのためには，多職種の協力が必要になる．

こんなふうに連携します！

　当院では，摂食嚥下チームによるラウンドを隔週，ミニカンファレンスを毎週行い，連携をとっている．ラウンドでは，入院直後の患者の食事評価や問題を抱える患者の評価をPT・ST・看護師・管理栄養士で行っている．ミニカンファレンスでは，それらの職種にDHが加わり，主に口腔環境に問題のある患者の評価を行う．

　それ以外のチームでの集まりは決まっておらず，困った人がチームの誰かに相談してきて招集がかかる．たとえば，はじめて担当する患者の食事場面をみて困ったと思った看護補助者などのケースである．困った人が，チーム以外の職員ということも多々ある．それぞれの場面で出た問題点を整理しミニカンファレンスで解決する方法を考える．そして，チームで考えた解決方法を多職種で行っていくこととなるが，チーム以外の多職種にも協力してもらう場合もある．問題を共有し解決方法を共有することによって，情報の偏りなく一貫した対応を取ることが可能となる．

　また，患者が退院する時は，医療ソーシャルワーカーやケアマネジャーと協力して円滑に在宅や施設に情報提供ができるようチーム全体で対応していく．

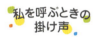
呼吸状態が悪くて食べられず離床できない患者さんがいるのでみてもらえませんか？

　食事をするためには，さまざまな要素が必要であり，PTの得意分野だけでは足りない．得意分野以外の勉強も必要になるが，それでも，1人ではなかなかうまく進まない．そこで，周りの人を巻き込んでみる．まず，わからないことは，ほかの職種にたずねてみる．すると，さまざまなことを教えてくれる．そこでできた人間関係をうまく利用して，困っていることを相談し，協力を依頼する．自分の得意分野であれば喜んで協力してもらえるので，そうやって協力関係を結んでいくとよい．それを繰り返すことによって新たな展開をみせることもあるだろう．当院では，摂食嚥下チームという形で実を結び，ラウンドやミニカンファレンスをするようになった．多職種で連携することにより評価・訓練の質が向上している．

　皆さんも周りの人を上手に巻き込んでみてはいかがだろうか？

（生田善之）

病院で

管理栄養士

➡ 食事だけでなく輸液や経腸栄養を含めて，その方に必要な栄養を考えます

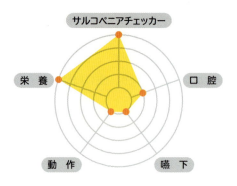
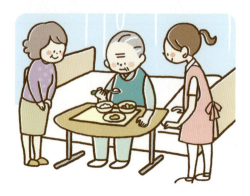

こんなとき私の出番！

　病院の管理栄養士はどんな仕事をしているのか？「給食をつくっている」，「献立を考えている」，「栄養指導をしている」など，さまざまな答えが返ってくる．それはいずれも正解だが十分ではない．最近増えてきている仕事として，「栄養サポートチーム（NST）」をはじめ，多職種からなるチームのなかで，輸液や経腸栄養を含めた総合的な栄養管理を担当することがある．これらの仕事を1人でする管理栄養士もいれば，どれか1つか2つだけを行う管理栄養士もいる．筆者は現在勤務している病院で「NST専従」という役職のため給食をつくったり献立を考えたりすることはなく，栄養管理に困っている患者を紹介され，必要な栄養量を計算して，どこからどうやってその栄養を提供すればよいのかを考える仕事が主体である．

　摂食嚥下障害があって口から食べる量が少ない，または口から食べていない状況では，全体的な栄養量が不足することで体力や筋力が落ちてしまい，ますます口から食べることが困難になってしまう場合がある．食事でどれくらいエネルギーを摂れるか献立を工夫したうえで，輸液や経腸栄養を組み合わせて栄養不足にならないようにするのが，急性期総合病院に勤務する管理栄養士の仕事である．

こうやってアプローチします！

　病院で管理栄養士が直接「食べさせる」（食事介助をする）場面は，現実的にはまだ少ない状況といえる．しかし，食べるための栄養面での支援が，間接的に「食べさせる」ことになり得ると筆者は考えている．
　たとえば，摂食嚥下障害があって誤嚥性肺炎で入院した患者が「禁食」となり，末梢輸液だけで何日も過ごした場合，その輸液の内容によっては栄養不足に陥ってしまう．経腸栄養の場合では，300 kcal程度の栄養剤を1日3回注入され，1日900 kcalくらいの栄養だけで過ごしてきた患者が，いざ「経口摂取再開」という状況になっても，食べるために必要な筋肉を動かす力がなくなってしまって

いる，という場面もしばしば目にする．そのような「栄養不足」のために患者がますます摂食嚥下困難にならないよう，管理栄養士は病態を理解したうえで必要な栄養量を計算し，どこからどのように栄養を摂るべきか考えて「食べる」ための支援を行う．また，入院中に食べていた嚥下食を自宅でも同じようにつくれるか，ご家族が不安に思っている場合には，具体的な調理指導をすることで安心して退院できるようにサポートする．

こんなふうに連携します！

　管理栄養士が入院中の患者にかかわるのは，入院したとき，入院途中，退院するときの3つの場面である．摂食嚥下障害がある患者においてはとくに，どの場面においても管理栄養士が1人でかかわるより，他職種の方々と一緒に支援することのほうが多いように思う．管理栄養士に対して主治医から「食べている栄養はどれくらいか？」，看護師から「退院前に自宅でつくれる嚥下食の指導をしてほしい」，言語聴覚士から「嚥下機能に合った食事形態を一緒に考えてもらいたい」などの相談や依頼があり，それに対して管理栄養士からは「食べている量が少なく，嚥下機能が改善するまでもうしばらくかかるとリハビリ担当者からうかがっているので，しっかり口から食べられるようになるまで輸液や経腸栄養で補充したい」，「入院前は誰がどんなふうに調理をしていてどれくらい食べられていたのか，退院後に生活環境が変わることはないか教えてもらえると，調理の工夫や食材の選び方，場合によっては宅配弁当の情報提供もできる」，「給食の嚥下食は決まった段階しかないが，現在の嚥下機能に合った料理を組み合わせていろいろ試してみよう」などの意見交換や情報収集を行う．

　一方向の伝達ではなく双方向の連携ができるように病棟へ出向き，ベッドサイドで患者をみながら，時にはリハビリテーション室に行きカルテ上の文字だけでは伝わりにくい生の情報を得るように筆者は心がけている．

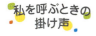 この患者さんに必要な栄養はどれくらいですか？　今足りているか，みてほしいです！

　病院で摂食嚥下障害がある患者をみるときに，管理栄養士は「食べている」ところだけを切り取ってみるのではなく，入院前や退院後のことも必ず情報収集したうえで，その人らしい生活を送っていただくために必要な栄養の摂り方を食事以外の部分も含めて考えるべきである．そしてそれをご本人やサポートする周りの方々へ，実践可能な方法として提案や指導をする．

　栄養の専門家として「入院中に低栄養にさせない」，「退院後の生活へつなぐ」．これが病院で働く管理栄養士の重大な任務だと筆者は考えている．

（髙橋瑞保）

病院で

歯科医師

▶ おいしく食べるためにお口の環境を整えます

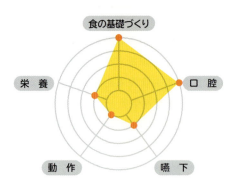
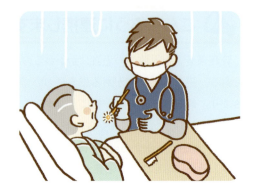

こんなとき私の出番！

　筆者が勤務している病院には言語聴覚士も摂食・嚥下障害看護認定看護師もいない．また「歯科」もないため，外来での歯科治療は行わず，病棟で口腔ケアや嚥下機能評価，食事介助を支援するために勤務している．もちろん，歯科治療の必要性などの歯科的な判断も行っているが，治療が必要な場合，訪問歯科対応となる．

　病棟での歯科医師の仕事は，「口から食べる」ための口腔に関する支援全般である．実際の依頼には，「入れ歯が合わない」，「歯がグラグラする」といった歯科的なものから，「口腔内汚染が顕著」，「口が開かない人への対応」などの口腔ケアの方法や，脳卒中や誤嚥性肺炎で入院した患者の食事開始時の嚥下機能評価，「食事介助に時間がかかる」，「食事の形態の是非」など多岐にわたる．

こうやってアプローチします！

　「口から食べる」ためには，口腔の環境が整っていなければ食べることはできない．口腔の環境を整えるために，まず「口腔ケア」を行う．しかし，ただ口腔ケアを行って口を綺麗にすればよいのではなく，どうしたら経口摂取につながるのかを考えながら行っている．口腔ケア時の声かけや覚醒を促すような姿勢調整，口腔に触れるタイミングや強弱に留意し，またケアを行うなかで，口腔周囲の運動や知覚など機能もあわせて確認していくことが大切である．

　口腔内の衛生環境が整ったら，次は嚥下機能評価を行う．嚥下機能評価は，「誤嚥の有無」を評価するものではなく，「どうしたら食べられるのか」を評価するものである．そのためにも，評価前には口腔ケアや覚醒，呼吸状態，安定した食事の姿勢調整といった食べるための環境を看護師や理学療法士と協力して整えている．評価時にも他の職種と協働で評価を行うことで，情報の共有を図ると同時に多角的なアプローチを検討している．嚥下機能評価には基本的に水やゼリーを用いたスクリーニン

グ評価を行っているが，評価で著しく嚥下機能低下がみられた，むせがみられない状態での発熱や痰の増加など不顕性誤嚥が疑われる場合には嚥下造影検査(videofluoroscopic examination of swallowing：VF)を併せて行っている．その場合，早期に主治医，看護師と相談し，検査食の調整のために管理栄養士，透視装置の準備に放射線技師と連携を図っている．造影検査は口腔から食道までの動きを観察できるため有用で，どの方法が誤嚥のリスクが低くなるかを主治医，他職種の立ち会いのもと検討している．

　嚥下機能を評価したら，次はその評価に基づいた食事を提供し，食事場面の状況も評価者が確認する必要がある．先ほども述べたが，嚥下機能評価は，評価をすることが目的ではなく，「口から食べていただく」ことが目的である．食事の場面まで確認してこそ評価といえる．食事介助時の視覚情報の提供，1口量の調整，スプーンの挿入角度，舌圧刺激，嚥下反射のタイミングの確認などは，患者の食事を支える重要な技術であり，食形態，食事の摂取量，摂取カロリーなども併せて看護師や管理栄養士と検討している．

　もちろん，食事介助の方法だけでなく，口腔機能に合った食形態の提案や「形があるものを食べたい」という希望があれば，咀嚼できるような咬合の確立，義歯の調整を行うことは歯科医師の重要な役割である．

こんなふうに連携します！

　口腔のことは，「よくわからない」，「難しい」といわれることが多い．口腔は確かにみえにくく，わかりにくい組織かもしれない．だからといって，「なんちゃって口腔ケア」や「なんちゃって食事介助」をせずに，ぜひ口腔を熟知している歯科医師に声をかけていただきたい．口の開けさせ方や咀嚼運動の評価など専門として，必ず協力できるはずである．すべては患者の「食べたい」願いをかなえるため．だからこそ，些細なことでも気軽に相談していただきたい．筆者は常に「気軽に声をかけてもらえる存在」であることを心がけている．

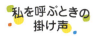 患者さんに「口から食べていただきたい」ので，お口の状態をみてもらえませんか？

　口から食べていない人の口腔内は，自浄作用が低下し，非常に汚染されやすい．汚染が重度になれば，口腔ケアや評価が難しくなる．そのため，「口から食べていただく」には，早期に口腔の環境を整えることが重要である．しかし，口腔の環境や機能だけにとらわれず，広い視野を持ちながら，併せて細部まで観察し，「口から食べる」可能性を探り，多職種と協働で状況に応じてタイムリーかつスピーディーに対応することが必要である．「口から食べる」ことは生きる希望であり，多職種と歯科の連携は口腔から患者を笑顔にする．

（一瀬浩隆）

病院で

栄養サポートチーム
（看護師，管理栄養士，言語聴覚士）

⇨ 各々の専門知識，スキルを最大限に活かす多職種協働チーム

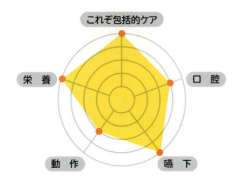
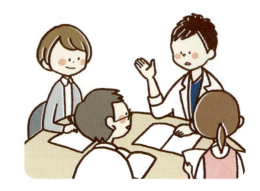

 こんなとき私の出番！

　当院は，病床数340床を有する宮城県気仙沼市の中核病院である．他地域との交通が不便な場所に位置しているため，地域完結型医療の維持と継続が求められている．2011年3月11日に東日本大震災が発生し，当地域も甚大な被害に見舞われた．人的被害は1,359人，住宅被災棟数は15,815棟，被災世帯数は9,500世帯に及んだ．震災後，被災した家屋で十分な栄養が摂れず，持病が悪化したり，肺炎や褥瘡を発生した高齢者が数多く存在した．

　また，当院が所在する地域の高齢化率は35.2％（2016年3月現在）となっており，3人に1人は65歳以上という現状である．宮城県全域での高齢化率25.6％と比べても高い水準で高齢化が進んでいる地域と考えられる．そのため，入院患者も高齢化しており，誤嚥性肺炎での入院も多くなってきている．また，他の疾患での入院であったとしても検査を進めていくうちに肺炎を合併する患者も少なくない．適切な栄養管理を指導・提言し，患者の治療，回復，社会復帰を図ることを目的に，2013年4月にはNST室が設立された．

　NST（nutritional support team）とは栄養サポートチームの略称であり，さまざまな職種の専門スタッフが連携し，患者と担当医を栄養の面から支えるチームである．その主な役割を下記にまとめてみる．

①栄養評価→栄養管理が必要か否か判定
②適切な栄養管理がなされているかをチェック
③各症例にもっともふさわしい栄養管理法の指導・提言
④栄養管理に伴う合併症の予防・早期発見・治療

⑤栄養管理上の疑問への回答（コンサルテーション）
⑥資材・素材の無駄の削減
⑦早期退院や社会復帰を助け，QOLを向上させる
⑧新しい知識の習得・志気の向上

　上記のことからNST介入の対象となるのは「栄養管理を必要とするすべての患者」となる．静脈栄養（末梢・中心静脈栄養）や経腸栄養（経鼻胃管・胃ろう・腸ろう）ばかりでなく，病院食を含む経口的栄養剤投与（栄養補助食品の活用）も栄養管理の大事な手法と考える．患者や家族からの「食べたいのに食べられない」，「食べているのに痩せていく」，「食べるのが苦痛」，「食欲はないけどこういうものだったら食べられる」という思いも，病院スタッフからの「食べさせてあげたい」，「もっと栄養をとってほしい」，「安全に食べてほしい」という思いも，どんな些細な思いにもNSTは力になりたいと考えている．

　当院ではNSTのなかにSST（swallowing support team）と呼ばれる摂食嚥下障害ケアサポートチームをつくり，"食べる"取り組みを行っている．摂食嚥下ケアサポートチームの当院での活動内容は，第一に患者の食べることへの取り組みをサポートすること，そして適切で安全に栄養摂取が行えるよう助言・提案を行うこと，また院内のスタッフへ向けて食事介助などの知識や技術の向上を目指した勉強会を行うこととしている．摂食嚥下障害患者への必要なケアが見落とされたり，遅れることのないよう各部署のリンクナースと協働し，栄養管理の基本である「When the gut works, use it!（腸が働いているなら，腸を使おう！）」を合言葉に活動している．

こうやってアプローチします！

　震災前，当院では摂食嚥下障害患者が経口摂取を開始するためには，言語聴覚士が嚥下スクリーニング評価（改訂水飲みテストmodified water swallow test：MWST）や食物テスト（food test：FT）などを行い，その結果を基に医師が指示を出すという方法をとっていた．そのため，摂食嚥下障害患者には言語聴覚士が介入しなければいけないという暗黙のルールが存在した．しかし，NSTが結成されてからは，リンクナースや病棟看護師，看護助手に対して，嚥下評価，姿勢調整，食事介助などの研修会を定期的に開催して摂食嚥下に対する知識や技術の習得と意識の向上を図ったことで「口のなかを綺麗にする」，「病棟スタッフが嚥下評価をしてみる」，「姿勢を整え，食事介助を行う」などの当たり前のことや，基本的なことが少しずつ定着してきたと感じている．また，主にスクリーニング評価のみで行っていた嚥下機能評価は，NST担当の医師，スタッフとともにポータブル嚥下内視鏡を用いて，ベッドサイドで嚥下内視鏡検査（videoendoscopic evaluation of swallowing：VE）を実施することも可能となった．

　当院のNSTでは，週に2回カンファレンスとラウンドを実施している．医師，看護師，管理栄養士，薬剤師といったNST活動のなかで必須職種といわれている職種のほかにも，歯科医師，臨床検査技師，リハビリテーション（以下，リハ）スタッフ，時には事務職員等が参加している．患者のベッドサイドを訪れる前にこれらの多職種で情報共有し，実際に患者や家族にお話をうかがうことはもちろん，病棟看護師からの情報収集も行い，その後に栄養プランを考えて実施している．

　"食べる"ことはチームでかかわらなければ難しいと痛感している．たとえば，言語聴覚士に摂食嚥下障害患者のリハ処方が出て，患者の評価を行う場合，嚥下障害以外にも「栄養が摂れていないよう

だ」，「昼夜逆転で，日中覚醒していない」，「食欲不振もあり，必要摂取量の確保が難しそうだ」などの問題も存在する．そのような場合，チームの連携が密ならば，「栄養」の問題であればNSTに！「昼夜逆転」の問題であれば薬の調整を医師や薬剤師に相談し，病棟スタッフ，リハスタッフとともに離床に向けて動く！「偏食」の問題であれば，管理栄養士に！というように，すぐに連絡をとり，相談し，行動することができる．1人で解決するには時間がかかってしまうが，チームで役割分担をして，各職種が自分の専門性を発揮することで，できるだけ早く，安全で安定した経口摂取を担うことができると感じている．

 こんなふうに連携します！

　カンファレンスやラウンド以外にも，患者個々の全体像と他職種の介入状況を把握するためにリハの時間や食事の時間に病室を訪れている．リハスタッフから状況を聞くことができ，スタッフとの関係性の構築にもなる．食事の時間には管理栄養士と食事摂取状況や摂取量の確認，嗜好の確認などを行い，摂食嚥下障害のある患者ならば言語聴覚士とともに介助に携わることもある．食事の時間に家族が来院していることも多いため，家族から情報を収集することができる．

　大切なのは自分の目でみることである．電子カルテ導入で，情報を簡単に得られる状況ではあるが，他職種とのかかわりや患者とその家族とのつながりも大切にしなくてはいけない．そういったことが包括的アプローチにつながると考える．

　NSTが介入すべき栄養不良患者の抽出は，基本的には病棟看護師や管理栄養士による入院時の栄養スクリーニングと，電子カルテ上での主治医や受けもち看護師からの介入依頼によるものであるが，このほかにも臨床検査技師より毎週，血液検査データで栄養指標が低い患者はリストにして提出してもらっている．

　食べられない患者に対しては本人や家族へ聞き取りを行い，できるだけ嗜好に合うものを提供できるよう管理栄養士や調理師に依頼して対応する．味覚障害がある患者ならば，薬剤の副作用がないか薬剤師に確認する．また医師から指示を出してもらい，血清亜鉛値を調べ，臨床検査技師から結果の報告を受けることができる．訓練が必要な患者ならばリハを依頼し，嚥下障害が疑われれば医師と言語聴覚士とともにベッドサイドで嚥下内視鏡を行える体制を整えている．そうして検討した対応策は，各病棟のNSTリンクナースが窓口となって病棟スタッフに伝えられ，またフィードバックされて次の対応が検討される．チーム活動により顔のみえる関係になることで，お互いの知識や技術に対する尊敬や円滑な人間関係が生まれ，その後の医療を推進する力になると考える．

　震災後，院内だけでなく地域とのかかわりも大きく変化した．現在は，月1回，地域の医療・介護・福祉関係者と顔を合わせる「気仙沼・南三陸食べる取り組み研究会」に参加している．また，年に1回，各施設での取り組みを報告し，情報交換を行う「気仙沼・南三陸栄養サポート研究会」を開催し，食支援に必要な知識と技術を地域のスタッフとともに学ぶ時間をつくっている．病院では，キュアやケアができても退院後に自宅や施設でできなければ意味がない．逆に急性期病院でできないことが地域のスタッフの力で可能となることもある．これらの研究会を通じてお互いのことを知り協働することで，この地域の"食べる"取り組みは飛躍的に進歩し，スタッフのモチベーションも上がり，レベルアップやスキルアップにつながった．

　皆さんの施設での医師とコメディカルスタッフの連携はどうだろうか．筆者らコメディカルスタッ

フが医師に求めるのは，"全体の統括"と"スキルをもち信頼できるスタッフにつなぐ"役割である．
　「これはあの職種に頼めば安心」とか「これはあの職種が向いている」など，コメディカルと大いに協働していただきたいと思う．医師から信頼されることはコメディカルにとって大きな力になり，励みになる．お互いが信頼関係にあるチームをつくることは，患者中心の医療を効果的に進めることになるのではないだろうか．

この方に必要な栄養と水分が足りているか，チームでみてもらえませんか？

まとめ

　病院に入院した患者は，治療が終われば自宅や施設に帰る．であるならば，病院内だけでのNST活動では意味がなく，退院した後も地域包括支援センターや関係機関などと密な連携を心がけ，協働しながら地域の方々の栄養管理を支えていく必要がある．当院では2013年4月より「NST室」が設立され，NSTを専従業務にする看護師が常駐している．院外からも困難な事例を紹介いただいて，ともに解決策を考え，実行しており，高齢者が住み慣れた土地で高い活動度を維持しながら生活を送るためには，NSTの活動は地域一体型であることが望ましいと考えている．主治医だけでなく医療・介護・福祉に携わるスタッフがそれぞれの高い専門性を発揮し，目的と情報を共有し，業務を分担しつつ連携，補完しあい，患者や家族の状況に対応したケアを提供し，共通の目標に向けてチームカンファレンスを繰り返し，専門的知識を結集して最良のケアを提供しなくてはいけない．
　筆者らは今後も"食べる"取り組みでつながった絆を大切に，医療・介護・福祉に携わる仲間と"チーム気仙沼"として"食べる"を支える活動を継続していくため，各々のスキルアップとレベルアップを怠ることなく，多職種協働を忘れず前に進んでいきたい．

（小野寺さと子，山崎綾子，三束梨沙）

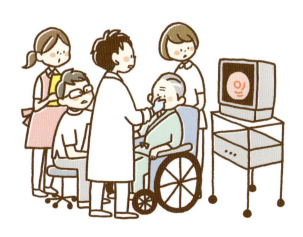

在宅で
在宅診療医

➡ 先の見通しを立ててチームで共有します

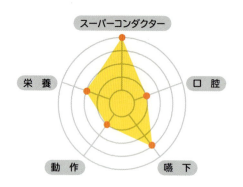

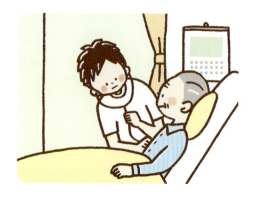

 こんなとき私の出番！

　在宅医療を行う時の主治医が在宅診療医（以下，在宅医）である．外来に通院していた時の主治医や病院入院中の主治医とは区別される呼称である．在宅医療の対象者は，医療的なフォローの継続が必要であっても，医療機関へ受診することが難しい患者であり，ADL低下や認知機能の低下，栄養状態や全身状態が悪化している患者が比較的多い．

　在宅医療では，患者を中心に，家族，介護福祉士，訪問看護師，ケアマネジャー，リハビリテーション職，行政職など多くの専門職が連携をしながらチーム医療を行っている．在宅医は病状経過や全身状態の把握し予後予測をしながら診療を行う職種でもある．そして本人の希望や価値観を真ん中に据え，在宅チームとしての目標設定，治療方針の決定につなげて，医療の面からサポートする．ゆえに在宅チームのリーダー的な役割を期待される場面も少なくない．医師より食支援に詳しい専門家がいてもチームのまとめ役になるように期待されるのである．

 こうやってアプローチします！

「食事中むせこんでいます」
「とろみをつけても駄目です」
「胃ろうもあるし，禁食でいいですよね？」
　実際食事介助している人から「医師の禁食指示」を求められる場面に遭遇することがある．在宅医は冷静に摂食嚥下機能を評価し，原因と対策を考える必要がある．全身状態，栄養状態はどうなのか，食欲や排泄はどうか，投薬内容はどうか，今後どうなることが予想されるのか．口腔内の観察もしているだろうか？

　患者にとって食支援が重要であるという認識はあっても，日頃の食事がどのようにつくられ，工夫

され，どんな姿勢で患者の口まで運ばれているか，正確に把握している在宅医はそう多くはないかもしれない．筆者の日常診療を振り返ってみても，「こうやって食べさせています！」といえる状況ではない．誤嚥や窒息のリスクマネジメントは在宅医の大きな仕事であるが，そこばかりを優先し安易に「食べてはいけない！」と患者の大切な食べる権利を奪ってはいけない．

こんなふうに連携します！

　在宅医療で重要なのは，1人の患者に相応しい専門職を集めるチームづくりである．訪問看護師，ケアマネジャー，医師という小さなチームから，食支援に本格的に取り組むときは，とくに歯科医師，リハビリテーション職（理学療法士：PT，作業療法士：OT，言語聴覚士：ST），管理栄養士，介護福祉士との連携を広げることが望ましい．地域によっては，管理栄養士がいない，STがみつからないなどの実情もあるだろう．しかし紹介元である病院の栄養サポートチーム（NST）に教えてもらいながらチームとして勉強し続けていると状況はきっと変わってくるはずである．

　在宅医療では多機関・多事業所にまたがった連携になるので，顔のわかる関係でのチーム医療が強調されるが，実際は顔がわかるだけでは有機的な連携は難しい．専門職としてどんなスキル（腕）をもち，専門職としてどんな思い（胸）を抱え，どんな価値観（腹）もっているのかお互いわかることが重要である．カンファレンスで一堂に会する時間も重要で，チームでの支援が始まるときは目標を共有し，困ったことがあれば皆で打開策を練ることが重要である．それでも「食べられないとき」がきて，人生の最終章に入ったという状況であれば，その現実もチームで共有するべきである．そんなチームであればICTなどの活用で効率化が図れるようになる．またチーム解散の後も個人やチームで振り返りを行い成長を促すとよいと思う．

　連携がうまくいったケース（成功体験）を共有することは，食支援の可能性をひろげ，次へのチームづくりへのステップとなるであろう．

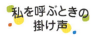 患者さん，食支援があれば食べられそうです．先生，一度カンファレンスを開きませんか？

　在宅医は食支援の効果や可能性，また限界を十分理解し，各専門職が本来もっている専門性を十分発揮できるような働きかけをするべきである．摂食嚥下障害のある患者へ，在宅医が一番にすべきことは，患者の希望と病状，環境をきちんと把握し，先を見通してそれを本人や家族，専門職チームと共有しておくことかもしれない．地域包括ケアの時代，患者の選択と周囲の覚悟が大切だと力説されても，現状と見通しの把握ができなければ患者もチームも先に進むことはできないのである．

（鶴岡優子）

在宅で

訪問看護師

➡ 医療と介護をつなぎ，食べたいという思いを支えます

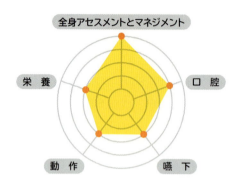
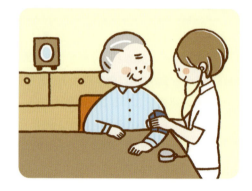

こんなとき私の出番！

　訪問看護師は「命を守り，生活を支える」といわれる．在宅療養中の対象者は，何らかの疾患を有しており，医療と介護の両面からのサポートを必要としている．訪問看護師は，医療面から体調管理，リスク管理を行うとともに，日常生活のサポートも行っている．食支援においては，「食べたい」という気持ちを受け止め，その可能性を探り，医師や歯科医師への報告・相談とともに，介護職との連携をしていく．福祉職が中心となってきているケアマネジャーとともに医療と介護をつなぐ役割が訪問看護師に求められている．在宅療養を行う対象者は，高齢者ばかりではない．小児，難病，がん末期など年齢も幅広い．介護保険対象者でない場合は，行政との連携やサービス調整などのコーディネーターの役割を果たすこともある．

こうやってアプローチします！

　食支援においては，緊急時の対応を含めたリスク管理，全身状態の観察と異常の早期発見，嚥下訓練を行う．食支援においては誤嚥や窒息，低栄養や脱水などのリスクがある．病院と異なり，検査や治療の限界がある在宅では，リスク管理は非常に重要となる．医師とともにそのリスクについて検討しながら，「食べたい」という思いを支えるとともに，今後どのように療養していくかの意思決定支援も重要となる．

　ここで胃ろうから栄養注入をしていたが，本人の思いから経口摂取につながった事例を紹介したい．この事例では脳梗塞後，胃ろう造設をされ，2年間胃ろうからの栄養注入で過ごされてきたが，グルメ番組をみながらいった「食べてみたい」という言葉を看護師が聞いたことからチャレンジが始まった．医師へ相談し，食べることでのリスクを検討し，もし肺炎を起こした場合，自宅でできる治療を行い，入院はしないという意思を確認したうえで，ケアマネジャーとともに言語聴覚士（以下，ST），歯科

医師，歯科衛生士，ヘルパーなどのサービス調整を行った．サービス担当者会議を開催しながら，経口摂取のゴールを決め，嚥下訓練の内容，スケジュールを確認し，発熱した場合の対応方法を検討した．ST，看護師の訪問時には直接訓練の機会を設け，安定してからはヘルパーからも訓練を行った．1年後には，1日2食は経口摂取となり，不足分の栄養を胃ろうからの注入で維持できるようになった．期間中，数回，発熱による緊急訪問があったが，排痰し，医師と連携した抗菌薬の投与などを行った．家族は，発熱時にすぐに対応する看護師の存在に安心され，「お父さんの食べる意欲には脱帽．看護師さんがあのひと言を拾ってくれて，そのあとも熱が出るとすぐ来てくれて，安心して一緒にがんばれました」と嬉しそうに話された．

こんなふうに連携します！

　訪問看護は，どのような対象者にも状態に応じた支援が実施できる．訪問看護は医療保険，介護保険いずれかでの対応となるため，小児から高齢者まですべての対象者が利用可能な制度である．地域の在宅医から「とりあえず訪問看護に行って．あとはよろしく」という依頼もある．その場合は，利用できる制度も考えながら，ケアマネジャーにつなげたり，地域の保健師と連携したりしている．

　在宅では，病院のようにすべての職種がそろって介入することは難しいことも多い．理由は社会資源の不足ばかりでなく，経済的な事情の場合も少なくない．その場合は，不足する資源の役割をフォローしながら，コーディネートのサポートをしていくことも看護師の役割であると思う．サービス担当者会議では，医師とともにリスクや緊急時の対応を検討するとともに，実際の食支援のどの部分をどの職種が行っていくかを検討する．ケアマネジャーも同様にコーディネートをするが，医療面からケアマネジャーをサポートしていくことも非常に重要な役割となっている．

　また，すでに利用しているサービスの介護職からの相談も受けることがある．とくに日常的に食事介助を行うヘルパーからの相談が多く，その思いを一緒に検討することで，食べることができることも多い．この場合も同様にケアマネジャーとともに食支援について検討する場合が多い．

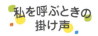

口から食べたいと希望されている方がいるんですが，一緒に考えてもらえませんか？

　在宅における食支援においては，リスク管理が非常に重要となる．「死んでもいいから食べたい」，「入院はしたくない」などというさまざまな思いを聞く．その思いの真意はどこにあるのか，家族の思い，希望はどうなのかを慎重に確認しながら，食支援を進めていくことが重要である．「こんなはずじゃなかった」と思わないように，本人，家族と繰り返し検討し，方針を決定していく必要がある．

（小津美智子）

在宅で

作業療法士

⇨ その人らしい生活を支援します―生活とは"生きて""活きる"こと―

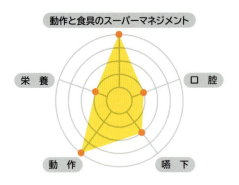

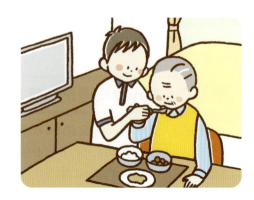

こんなとき私の出番！

　摂食嚥下障害に対する作業療法では摂食環境（食具やベッド・車椅子などの福祉機器，姿勢調整）の改善が期待される．しかし在宅支援においては，摂食環境や呼吸リハビリテーションなどの専門的な側面で，看護師・理学療法士（以下，PT）・言語聴覚士（以下，ST）とオーバーラップすることが多い．

　筆者の勤める事業所では摂食嚥下に対する在宅支援として，耳鼻咽喉科医師，摂食・嚥下障害看護認定看護師，作業療法士（以下，OT）を中心に，多職種が協働した「嚥下往診」を実施している．在宅での摂食嚥下障害に対する支援において，摂食状況の改善に至る指導内容は，食形態と姿勢調整が多いのが実情である．病院や施設で適切な摂食環境の指導を受けていたとしても，それが自宅では十分に反映されていないことも多く，継続した専門職の支援が必要である．

　検査開始時の条件は医師が決定し，同行しているセラピスト（PT・ST・OT）は嚥下機能に影響する呼吸機能の状態，筋緊張や嚥下運動機能の状態，姿勢の評価を行う．また，嚥下内視鏡下の検査時も，小さな変化を見逃さず，対象者の最適な状態を表現できるように，医師に対して検査条件の変更を提案する場合もある．セラピストは医師が正確な診断結果を導きだすために，必要な技術を習得することが重要である．

こうやってアプローチします！

　生活を支援するためには，対象者が1日をどのように過ごしており，1つの行為において，「いつ・どこで・どのように」行っているのかという作業バランスを考え支援しなければならない．また食事においても，その人の暮らしのなかの1つの行為として捉える必要がある．重度障害の方ではベッド上での生活時間が長く，廃用症候群は舌・口腔などの摂食嚥下機能のみならず，咽頭機能にも影響を及ぼすことから，できるだけ身体を起こしている時間が長く取れ，目的にあった活動性を高くするため

のケアプランが重要である．

　一般的に摂食環境において，寝ているような姿勢より，身体を起こして食べたほうが誤嚥しにくいと考えられているが，状態によりリクライニング角度が緩やかなほうが誤嚥のリスクが下がることがある．また，枕の高さの調節1つで摂食状況が改善する場合もある．

　在宅における食事時の姿勢調整では，マンパワーの問題などから，ベッド上で食事をしなくてはならない場合がある．エアーマットなどの圧に対して歪みが大きいマットレスを使用している例では，胸郭の可動域に制限がある状態になり，嚥下機能や食事動作に悪影響を与えることもある．そのため，ベッド上が摂食環境になる場合は，体幹を中心とした姿勢調整が重要となる．

 こんなふうに連携します！

　在宅で対象者の摂食嚥下の状態変化にいち早く気づき，嚥下往診を依頼する専門職はケアマネジャーと訪問看護師である．医学的側面を踏まえた生活状況を理解している職種が摂食嚥下障害を知ることは，誤嚥性肺炎の予防や早期対応につながると考えられ，とくにケアマネジャーと訪問看護師との連携は重要視している．

　「嚥下往診」にはケアマネジャーをはじめ，他のサービス事業所のスタッフにも同席していただき，その場で具体的な支援方法を指導し，地域で摂食嚥下障害を支えることの大切さを伝えている．また，摂食嚥下障害に関する県内での講演・技術研修等を積極的に行い，顔のみえる関係づくりにも力を注いでいる．このような取り組みのなかで，人材育成が人のつながりになることや，摂食嚥下障害の支援は専門性が高いがゆえに継続的に学ぶ機会をもつことが重要であると考えている．顔のみえる関係づくりこそが連携の第一歩ということである．

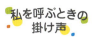 利用者さんは，まだまだやりたいことがたくさんあるようです．OTさんお願いします！

　摂食嚥下障害にかかわる職種は多様であるなか，OTは姿勢調整を中心に摂食環境を支援することが多い．専門職によって得手不得手があって当然ではあるが，在宅での摂食嚥下障害に関しては，1人の専門職がほかの専門領域までオーバーラップして支援しなければならないこともある．よって，どの専門職においてもほかの専門領域の問題に気づけることが重要である．

（寺本千秋）

在宅で
訪問管理栄養士

➡ 「何を，どれだけ，どんなふうに食べる」を在宅でサポートする

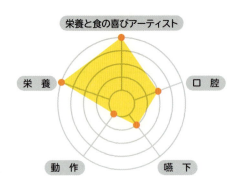
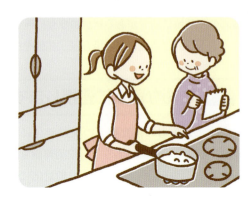

 こんなとき私の出番！

　在宅医療の現場では，さまざまな「食の困りごと」が発生する．嚥下障害のみならず，糖尿病が悪化しコントロール不良であったり，腎機能が低下して尿毒症を発症したり，終末期で食欲低下が生じたり，さらに褥瘡が生じることもある．とくに高齢者の場合は，さまざまな病態が複合的に発症している場合が多い．介護者は「いま，何を，どれだけ食べさせればいいのか」，「どんな食事形態で，どんな調理法で食事を提供すればいいのか」と悩みながら食事を用意している．患者に必要なエネルギーやタンパク質量は，計算式に当てはめれば誰でも求めることはできるが，「必要栄養量」を，「毎日の食事」に落とし込み，患者の生活環境に合わせた「実現可能な食生活」として提案するのが，われわれ管理栄養士の仕事だ．

 こうやってアプローチします！

　訪問栄養指導では，嚥下障害の度合いにより，どのような形態のものであればより安全に嚥下できるのかを，まず自分の目でみて確認する．「食べられる口の状態」であるか否かも重要で，口腔内の問題を解決してからでないと，栄養士としても積極的な経口摂取は勧められない場合もある．

　在宅療養の大きなメリットの1つは，完全個別対応の食形態でより多彩な料理を楽しむことができることである．その日の覚醒状態や体調によって，食事内容や形態を調整することはもちろん，あきらめていた寿司や焼き肉も，患者の摂食嚥下能力に合ったゼリーやムース状にして味わうことができる．結果，「おたのしみ」だったおやつが，いつしか1食分もの栄養量を摂取できる食事になることがある．ゼリーやムース状の形態で主食・主菜・副菜という基本的な献立の組み合わせの食事を提供できるようになれば，3食経口摂取も夢ではない．

　「とろみ調整食品」や食形態を調整できる「ゲル化剤」の進歩はめざましく，筆者が病院に勤務してい

た十数年前には存在しなかった，新しい機能をもった嚥下調整食品も多い．食品の栄養的価値や特性を踏まえたうえで，患者や介護者の調理能力，食材調達の方法，訪問介護員の有無，経済的状況などを考慮して，具体的に食事のアドバイスを行う．

筆者は，訪問栄養指導の依頼を受けると，初回訪問に伺い介護保険の契約や栄養アセスメントを行うが，訪問の前後には，患者の生活区域の「買い物環境」をチェックしている．スーパーには栄養補助食品が置いてあるのかどうか．ドラッグストアで販売されているとろみ剤の品揃えはどうか．スーパーで手に入る材料で，おいしく簡単で安全な食事をいかにお安く提供できるか．それには主婦の目線や，要介護者を抱える家族の台所事情を踏まえた視点が求められている．

こんなふうに連携します！

初回訪問では必ず口腔内の状況について本人や家族に確認しているが，「口のなかのことを聞いてくれたのはあんたが初めてだ」といわれたことがある．多くの職種がその患者を訪問しているのにもかかわらず，口のなかのことを意識している専門職は誰もいなかったのである．口腔内に問題があった場合は，歯科医師への紹介を主治医に依頼することも多く，紹介状が届いたのを確認し，訪問歯科医師の診療に同行することもある．また，地域の訪問言語聴覚士を発掘し，主治医につなげ，ベッドサイドで摂食嚥下カンファレンスを行うなど，積極的に他職種とつながっている．

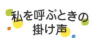 訪問栄養指導に行ってもらいたい人がいるんですが，どうつなげればいいですか？

「食生活は在宅療養の生命線」である[1]．安定した食生活が穏やかな在宅療養生活の土台を成し，その上に日々の活動や在宅リハビリテーションがある．

そして，在宅療養生活が終末期に近づくと，高い割合で食欲が低下し，死亡の1日前にはほぼ半数の患者に水分の嚥下困難が出現する[2]が，本人も家族も最期まで口から食べたいと願う場合が多い．そんな場面でも，「食の緩和ケア」が家族の支えになることもある．

患者がどの人生のステージにいても，いつでも食事について相談できる，かかりつけ管理栄養士がいることで，食に関する患者の迷いや不安を和らげることができるよう，患者中心のプライマリ・ケアたる食支援を実践していきたい．

参考文献
1) 全国在宅訪問栄養食事指導研究会（編）：在宅での栄養ケアのすすめかた，日本医療企画，東京，2008．
2) 森田達也，白土明美：死亡直前と看取りのエビデンス，1版2刷，医学書院，東京，2015．

在宅で
訪問歯科医師

▶ 噛んで食べる口を整える

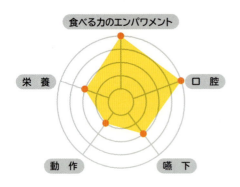

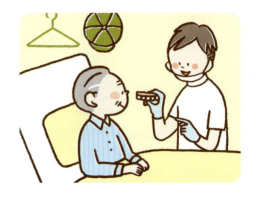

こんなとき私の出番！

　口腔は患者の生活の基盤となる「食」にとって極めて重要な器官である．しかし，歯科以外の職種が口腔内を注意深く診察する機会はそれほど多くない．在宅での歯科医師の役割は「咀嚼・嚥下・発音」などの口腔機能の維持向上，患者の食を支援し社会性を与えること，口腔衛生の改善によって誤嚥性肺炎の予防をはじめとする口腔から全身諸器官への悪影響を防ぐ，といった内容である．そのなかでも「咀嚼」に関しては歯科医師が最も重要性を伝える必要があると考える．しかしながら患者が病院などに入院すると，理由はさまざまだが看護師から義歯を外すように指示されることがある．このような状態が長期にわたれば，退院時にはその義歯が使用できなくなることもある．

　病院内に歯科がないケースも多いが，そんな時はかかりつけ歯科医師や地域の歯科医師会に連絡をし，病院や在宅に訪問を依頼するのがよいのではないだろうか．

こうやってアプローチします！

　在宅療養者では口腔内の自浄性の低下や自力での口腔清掃の困難さから，虫歯の多発，歯周病の重度化，義歯の不適合，口腔乾燥，歯の破折によって生じた鋭縁や口腔粘膜の損傷，舌苔の付着，乾燥した付着物など，さまざまな問題がみられる．これら口腔の異常が原因で「食べる」ことが困難になるケースもあり，その改善をまずは行って「食べる」口を整えるのが前段階である．

　そして，実際に経口摂取が開始できるかを嚥下内視鏡などで評価するが，在宅では単に評価すればよいというものではなく，本人や家族がどのような最期を望んでいるかを踏まえ，評価の結果を日々の生活に反映させていくことが重要だと考える．このように背景や環境を踏まえて指示を出すことは在宅ならではだろう．

　また，経口摂取を再開し，ゼリーなど摂食しやすい食物で問題が起こらなければ，次のステップは

食事形態の変更になる．そこで重要なのが「咀嚼」である．いくら安全に嚥下できても，ペーストやゼリーなど，必ずしも咀嚼を必要としない食物ばかりでは，患者も飽きやすく意欲も低下しがちである．そこで義歯や歯の治療が適切に行われると，固形物の咀嚼が可能となり，食事形態の選択肢が大幅に広がる．在宅療養者に限らず，人間は誰しも好物を楽しんで食べたいのであり，それを支える基本的な機能が「咀嚼」なのである．

こんなふうに連携します！

　医師も同じであるが，われわれ歯科医師のすべてが嚥下評価をできるわけではない．また，食べられない理由をみつけ，嚥下評価ができたとしても，全身の管理は歯科だけではできない．そのため，医科と歯科がお互いうまく連携し協調することが重要である．

　もしそこで医師と歯科医師の考え方が違うときは，本人や家族が何を望んで生活をされ，そして最期をどのように過ごしたいかなどを配慮して方向性を決めることが重要となる．時としては別の医師を紹介することもあり得るし，歯科医師を変更することもある．いつまで結論を引き延ばしても，限られた時間は待ってくれないからだ．

　歯科専門職が在宅療養者に毎日かかわるのは現状では困難であり，口腔ケアや食事介助は患者の家族，介護士，看護師などにも分担してもらう必要がある．しかし，老老介護など家庭環境の問題から，家族に口腔ケアの方法を指導しても実施が難しいことがある．介護士や看護師の場合でも，いつも同じ担当者が訪問するとは限らず，口腔ケアの質を一定以上に保つことは難しい．患者にかかわる多数の職種に，いかに効率よく質の高い口腔ケアの手法を指導できるかが大きな問題である．

　そこで当院では患者それぞれに対して，行うケアの方法や使用する器具・食事介助方法などを写真と表で示し，インターネット上のクラウドで多職種と情報を共有している．これを確認しながらケアや介助を行うことで，患者にかかわる人が変わってもケアの統一性が担保できる．注意する点として，専門用語は使用せず，写真など視覚的に理解しやすいように工夫すること，また誰でも実施可能な手法を選択して提示することがある．

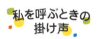 形あるものを食べられるようにできませんか？

　在宅ではその患者に寄り添い，患者の想いや死生観，普段の環境を踏まえて診療を行う必要がある．そのなかでもとくに「食」に対する意識や想いは人それぞれ違うため，患者の価値観と医療の方向性に齟齬が生じないよう，うまく調整するのが重要になってくる．

（横山雄士）

| 在宅で |

訪問歯科衛生士

➡ 口は食べ物の入り口．その口腔の衛生と，味わい，食べる機能を支援します

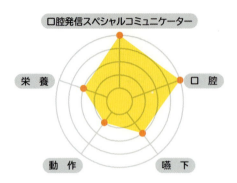

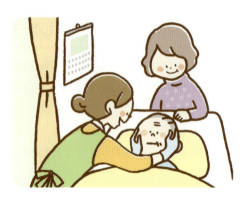

こんなとき私の出番！

　歯科衛生士は，口の健康と機能を守る職種だ．母親学級に始まり，時にエンゼルケアまで，生涯にわたりかかわる．食支援での歯科衛生士の視点は口腔ケアを通じて口腔衛生状態を良好に保ちながら①おいしく味わい食べられているか，②安全な嚥下のために口が機能できているか，にある．セルフケアができなくなった，口腔ケアが困難（認知症で拒否，開口困難など），口腔や嚥下の機能が低下した，口腔乾燥症などの患者がいる際には歯科衛生士の出番となる．口腔ケアは保清だけでなく，粘膜への刺激から唾液分泌を促し，口の廃用を予防し，咳反射や嚥下反射を高める効果もある．その方に合った口腔ケア用品を選択し，家族や介護職などに効率よく安全なケア方法を伝え，日常的に口腔ケアが継続できるよう環境を整える．口腔ケアは摂食嚥下障害患者のすべての方に必要である．

こうやってアプローチします！

　「食べられる口」を整える手段には，歯・義歯・口腔粘膜の衛生を保つ「器質的口腔ケア」と機能の維持向上や廃用予防を目的とした「機能的口腔ケア」がある．口腔内が不衛生な状態では，口腔内細菌による誤嚥性肺炎をはじめ，全身疾患への影響で身体状態まで悪くしかねない．舌苔や乾燥痰が付着した口ではおいしく味わえず，口臭により食意が低下する場合もある．歯ブラシや粘膜ブラシで細菌数を減らし，必要に応じ保湿ケアを施し唾液分泌を促す．唾液でよく潤い爽快な口腔にすることで味覚をはじめ口腔感覚が高まり，味わって食べられる口に回復する．機能的口腔ケアでは口を動かすかかわりをしていく．具体的には口腔体操や唾液腺・歯肉へのマッサージ，アイスマッサージ，咳の訓練，咀嚼訓練，発声を促すかかわりなどをする．自動運動が出来ない場合は他動運動や口腔周囲，口唇，舌，頬のマッサージで刺激を加える．歌は呼吸や発声機能を使い楽しく継続できる．

　取り込まれた食物は口からこぼれぬよう口唇を閉鎖し，咀嚼により飲み込みやすい形にされていく

（食塊形成）．歯科衛生士は口唇閉鎖力，舌の動きや舌圧，咀嚼の動きや力に重点的にアプローチしている．また唾液は食塊形成に関与し，義歯の吸着にも影響する．高齢者は禁食や脱水，複数の薬の副作用による唾液分泌量の低下がみられる．唾液分泌を促すケアは口腔の自浄作用を高め，安全な嚥下につなぐためにも重要だ．口腔機能に合った食形態を歯科医師や管理栄養士などと連携して選択する．

　食べられなくなる原因は摂食嚥下機能低下だけでなく，口腔内に原因がある場合もある．歯科通院が困難になり何年も合わない義歯で食事をしているケースも多い．歯科衛生士が定期的に訪問することで，義歯の不調，粘膜の炎症，歯痛，歯周病による歯の動揺などを早期に発見して歯科医師につなげられる．認知症の方では口腔内の不快症状を訴えられぬまま食事を拒否しているケースもある．他職種にもぜひ口腔内へ目を向けていただければと思う．経口訓練を進めるにあたり，口の機能や口腔の衛生状態に問題がないかを観察し，歯科と協働していただきたい．

 こんなふうに連携します！

　歯科衛生士の訪問は，医療保険の訪問歯科衛生指導，または要介護者であれば介護保険の居宅療養管理指導サービスの利用による．医師からの指示では訪問できないが，医師から歯科医師へ歯科衛生士による口腔ケアの依頼状を送り，歯科医師の訪問後そこに所属する歯科衛生士（常勤または非常勤）に指示を出すことで訪問ができる．在宅療養者はがん，神経変性疾患，認知症，糖尿病，脳血管障害，心疾患などさまざまな疾患を抱えているので，食支援においても疾患の情報や予後予測を共有する必要がある．歯科衛生士は口腔だけをみるのではなく，身体状況や介護環境，本人や介護者の望みなどを医療職・介護職と連携しながら生活視点をもち，在宅チームの一員となる．在宅ではかかわる職種が一堂に会する機会は少ないが，コアメンバーが一緒に食事観察をし，それぞれの職種が専門性を発揮しながら食支援にあたる．摂食嚥下障害を有する患者の口腔ケアは，歯科衛生士の訪問時だけでなく日々の継続が必要だ．口腔ケア方法に困った際や，患者の口腔内が汚れた状態のとき，口腔機能の低下に気づいた際には歯科衛生士に相談してほしい．

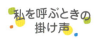 口から食べる喜びを継続するために，口腔ケアをお願いします！

　口のケアを怠ったままでは摂食嚥下訓練は始まらない．口腔ケアは，摂食嚥下訓練のスタートラインであり，たとえ経口摂取ができなくなったとしても，きれいな唾液を嚥下するために最期まで必要だ．長年歯科受診が途絶え口のケアも施されず，廃用により摂食嚥下機能が低下したばかりか，発語が減り表情の表出が乏しくなったケースに多く出会う．訪問歯科衛生士として「食べられる口」，「表現する口」の可能性を引き出す支援をしていきたい．

（篠原弓月）

在宅で

訪問薬剤師

➡ その効果を最大限に，そのリスクを最小限に

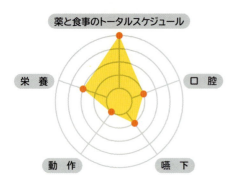

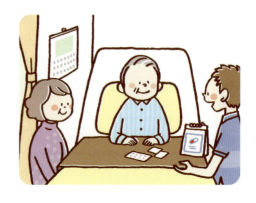

 こんなとき私の出番！

　薬剤師の仕事とは，薬剤師法第一条にある「薬事衛生」の言葉が表すとおり，人に使われる医薬品のみならず，薬品全般，ひいては薬学を必要とするすべての問題にかかわり，人の生活(生)を守る(衛)こととされている．その内容は年齢層を問わず非常に多岐にわたるが，本項ではとくに保険薬局の薬剤師を対象として紹介する．

　医師の治療計画上に必要とされる薬剤が，時として患者の日常生活に支障をきたすというのはけしてまれな話ではない．とくに口渇や食思不振などは直接的に生命を脅かすものではないため，見逃しがちになってしまっている．しかし，こういった一義的に軽微と考えられ長期間放置され続けた副作用が，食生活を障害し，やがて心身状態を蝕み，当初打ち立てた治療計画さえ困難とする．これに対して薬剤師は，当事者の生活の先々を見据えながら，薬効や生活状況，また薬物治療への患者の想いなどを関連職種に報告したり，時として薬剤量調整の提案や代替薬剤の紹介などを実施したりすることによって，治療と患者の望む生活がうまく並走していけるように努める．つまり薬剤師は「コーチ」のような役割をもってかかわっている．食事にかかわる問題を抱えていて，たとえ1種類の薬でも服用していれば，薬剤師の出番はある．「薬剤を投与されていて摂食・嚥下障害が疑われる患者をはじめて診るときは，まずその薬剤のチェックから[1]」という言葉がある．われわれ薬剤師は，1粒をけっして侮らない．

 こうやってアプローチします！

　保険薬局には，誰でも気軽に訪れることのできる「オープン・ヘルスケア・コミュニケーションスペース」としての役割を担っており，地域住民の食生活にかかわる課題を早期から拾い上げることもできる．場合によっては医療・福祉関連施設を紹介する必要があることから，地域リソースに関する

情報収集にも余念がない．このように薬剤師は現在，薬の専門家としてだけでなく，地域の情報発信拠点の一翼を担うことも期待されている．そしてもう1つ，「地域医療における物流の拠点」としての機能も忘れてはならない．医薬品にかかわらず，介護用品や生活雑貨，最近では栄養補助食品や嚥下補助食品，口腔ケア用品などといった幅広い製品群の供給が可能で，それと同時に安全・適正使用においてもその責任を担っている．

　これらの役割・機能を前提に，薬剤師は当事者の生活機能を評価し，支援する．地域医療の大半は経口内服治療といっても過言ではなく，用法の多くは「食後」である．薬剤師として食事がままならないうえに薬を飲んでいる状況を黙って見過ごすわけにはいかない．嚥下補助食品を用いて薬を服用するケースも少なくない．医原性の嚥下障害は薬の副作用だけではなく，剤型選択のミスや，内服に用いられる嚥下補助食品の誤使用によっても起こり得る．交付して終わりではない．「使うその時」，「使ってからその後」の評価が勝負であり，とくに在宅現場における薬剤師の義務であり本懐でもある．食べる力を損なわせず，その支援機能がうまく働くよう陰日向で見守る役割として，薬剤師は地域に在る．

こんなふうに連携します！

　まず，当事者のもつお薬手帳を確認し，主な処方薬交付先に連絡を取ってみるのがよい．手帳をもっていない場合には，薬と一緒に交付される医薬品情報提供書をみれば連絡先と，在宅対応可能かどうかが明記されている．訪問も計画的・継続的に実施するものだけでなく，「外来服薬支援」という単一の介入手段もあり，薬効評価・服薬支援と同時に実生活の状況確認も可能である．筆者の薬局には訪問依頼だけでなく，ケアマネジャーや家族が直接来られてさまざまな相談に応じており，連携は訪問依頼だけに限らない．患者は医師には伝えられないことでも薬剤師には話していることが少なくないので，生活状況・療養環境などうかがい知れない事情を知るための一手段としても活用してもらいたい．

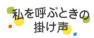 家にある薬とかもろもろ全部，うまく使っているのかみにきてくれませんか？

　われわれ自身は「食べる」という行為を日常ごく当たり前にしていることから，「食べられない」という問題に対して盲目的になっているのではないだろうか．そのため治療の成果とQOLを計る天秤がおかしくなっている可能性がある．今，薬を契機としてその価値観を再考する時期にきているのかもしれない．

参考文献
1) Carl LL, Johunson PR（著）：薬と摂食・嚥下障害 作用機序と臨床応用ガイド．金子芳洋，土肥敏博（訳），医歯薬出版，東京，vi, 2007.

（豊田義貞）

在宅で

ケアマネジャー

➡ 口から食べたいという祈りが通じる仲間づくりをコーディネートします

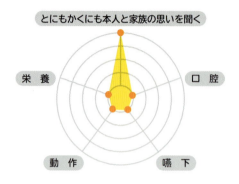

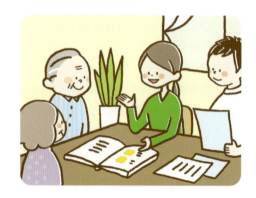

こんなとき私の出番！

　ケアマネジャー（以下，ケアマネ）の仕事は，今までのように暮らせず困っている要介護高齢者の望む暮らしを支援することである．とくに患者は，「食事・排泄・入浴」が自分だけでは困難な場合，悲しい気持ちになる．その気持ちを明るい気持ちへと転換させるための環境を作っていくのが，ケアマネの仕事である．このうち「食事」は，たとえば買い物や調理，自立摂取，衛生管理など食生活機能全般を指す．要介護高齢者は，脳梗塞，神経・筋疾患，低栄養，加齢による虚弱，抑うつ，認知機能の低下などが引き金となり，この摂食嚥下を含む「食事」の一連の動作が今までのようにできなくなった状態の方が多い．つまり，ケアマネと連携を取り，食の支援が必要な対象者は要介護高齢者の全員となる．

こうやってアプローチします！

　ケアマネの役割は大きく2つある．1つ目は，本人の「口から食べたい」気持ちを支援するケアプランのマネジメント，2つ目は，家族の介護負担軽減のためのマネジメントである．
　摂食嚥下障害のある方への食べる支援は，ただ好きなものを無謀に食べさせることがよいわけではない．誤嚥性肺炎や窒息を伴うため，いざという時のためのリスクに備えて医療体制をしっかりと整えることで，本人や家族の後悔しない食べる挑戦につながる．
　ここで，胃ろうを拒否し経口摂取を望んだAさんの例を紹介したい．Aさんと私は，入院中に出会った．誤嚥性肺炎を繰り返す高次脳機能障害，全介助のAさんは，胃ろうを勧められた．しかし，Aさんも家族も「口から食べて死ぬか，食べずに死ぬかを選択するなら，食べて死ぬ．Aさんの人生はAさんが決める」と覚悟した．本人や家族の希望である「入院せず，口から食べる」を目的とし，多職種とともに身体・機能的状況，社会・環境的状況，精神・心理的状況をアセスメントし，予測可能なリ

スクマネジメントも含めた支援計画(ケアプラン)を作成した．この時のケアプランのポイントは，誤嚥はしても肺炎にならないための免疫力低下予防および協力動作を増やす生活機能向上の訓練とし，再び社会参加をするためのADL・IADLを高める長期目標をプランに入れた．

在宅介護が始まり，本人も家族も「食べて死ぬ」と覚悟をしたところで，現実には不安や介護負担が増すばかりである．常に家族の不安に傾聴し，1人で抱え込まないようモチベーションの維持に留意した．また，Aさんのバイタルや ADL，栄養状態の変化があればただちに誤嚥性肺炎リスクの課題解決に向けてサービス担当者会議を開き，本人や家族，専門職との「情報のみえる化」を徹底し，信頼関係を強めていった．この時のケアマネの役割は，ケアマネ個人の考えや感情を入れず，Aさんや家族と専門職間の言葉を共通言語にするための翻訳や，多職種や社会保障制度などの調整役に徹することが基本となる．このケアプランを開始して半年後には，Aさんは家族と同じ献立の米飯ひと口大を食卓で一緒に食べ，1年後には家族とドライブに行くまでに回復し，退院して5年後の亡くなる2日前まで経口摂取のまま過ごされた．家族は，「食べることは生きることだと教えてもらえました．皆さまの支えがあって諦めず介護ができました．もう，思い残すことはありません」と語った．

こんなふうに連携します！

ケアマネの依頼窓口は，地域包括支援センター，入院先の医療相談室などの担当者に相談するとよい．また，かかりつけ医からの依頼やご家族が直接事業所へ問い合わせることもある．退院後に転倒骨折，寝たきりになったなど今までの暮らしが誰かの援助がなければ成り立たなくなったときに相談を受けることが多い．とりあえず，「今までと少し違う」，「困った」と少しでも思えば，お近くの依頼窓口へ相談することをお勧めしたい．

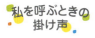

誰にも迷惑をかけたくないという本人の気持ちに寄り添いたいので，一度相談に乗ってくれませんか？

介護は一度走り出せばゴールがみえないマラソンをしているような気持ちをつくり出す．とくに「食の支援」はいのちと直結するため，本人や家族は臆病になる．その時に医療者の意見に生活が支配されないよう，本人や家族の想いを受け止め，伴走者としての専門職の役割をケアプランに反映したいと心がけている．

（奥村圭子）

介護現場で

介護士

▶ 食事・入浴・排泄など，入所者の生活全般を支えます

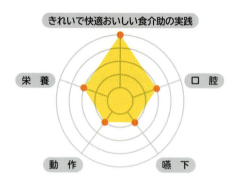

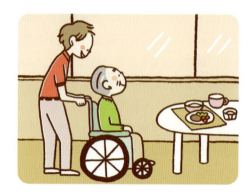

 こんなとき私の出番！

　筆者ら特別養護老人ホーム（以下，特養）の介護職は，介護保険法の基本理念である自立支援に基づき，「食事・入浴・排泄」など，入所者が有する能力に応じて自立した生活が送れるよう支援する職種であり，いわば入所者の"生活を支える専門職"である．生活のなかにはもちろん"食事"も含まれており，生活を支える専門職である介護職は，「食生活」も支える専門職でなくてはならないと自負している．

　超高齢社会へと突入した今，当施設においても入所者の高齢化と重度化，ニーズの多様化が進んでいる．食事介助を要する入所者は増加傾向にあり，今後さらに増加することが予測されるなか，（食）生活を支える専門職である介護職の役割は，より大きくなると感じている．摂食嚥下障害のある方の食事介助を看護職任せになるのではなく，専門職として確かな知識と腕をもち，積極的に摂食嚥下障害のある入所者の食支援に携わっていく，それが介護職には求められる．

 こうやってアプローチします！

　口から食べられそうな経管栄養の患者が特養に入所した場合，まずは，その方が「食べられそう」だとか「食べたいと思っている」ということに気づくことが重要である．それは，在宅であっても，病院であっても，施設であっても同じであり，一番身近で寄り添う支援者が，その方の思いに気づき，しっかりと向き合うことができなければ，「口から食べたい」というその方の思いをかなえることはできないであろう．

　筆者ら介護職は，入所者のすべての食事場面に携わっており，入所者が全介助を要するのか，一部介助を要するのか，食事環境（集中できる環境や姿勢など）を整えてあげるだけで自力摂取ができるのかなど，常に入所者の自立に向けた可能性を見据え支援に当たっている．とはいっても，認知症を抱

え，摂食嚥下障害のある入所者に対しての食事介助には，何かしら不安を抱いている介護職も少なくはないであろう．

当施設の場合，摂食嚥下障害のある入所者に対しては「口から食べる幸せを守る会（KTSM）」の実技認定者である主任看護師と筆者を中心に，その他の看護職と主任介護士補佐を含めた食支援のコアメンバーが，アセスメント，スクリーニング評価の結果を踏まえ，具体的なアプローチ方法を決定する．そして，まずは食支援のコアメンバーでその方の食事介助を行い，実際の食事介助場面を通し直接ユニットの介護職に指導していく．直接指導のなかで，成功体験を積み重ねてもらい，不安を自信に変えてもらうことで，介護職ができるだけ少ない不安で食事介助に当たれるよう努めている．

 こんなふうに連携します！

特養には，看護師，介護士，相談員，ケアマネジャー，管理栄養士など，さまざまな職種がいる．食支援は，一職種だけで支援できるものではなく，たとえば，アセスメントやスクリーニング評価は看護師が，家族との連絡調整やケアプランの作成・修正は相談員やケアマネジャーが，栄養状態や食形態のことについては管理栄養士や厨房スタッフが，口腔ケアは看護職・介護職に加え歯科衛生士や歯科医師がといったように，それぞれの職種が，それぞれの分野で専門性を発揮していく．そして，食事介助は特養のすべての職種が携わっているのが常である．つまり多職種連携での支援が必須となる．そのためにも，筆者は普段から，職種間でコミュニケーションを多くとることと情報を共有することを心がけており，顔のみえる関係づくりに努めている．この顔のみえる関係こそが，連携をスムーズにさせるのだ．

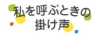 この方，食べたそうにしています．なんとか食べさせてあげたいのですが……

多職種が集まる特養では，困ったときにすぐに多職種に相談できるという強みがある．強みを活かし，多職種が連携してこそチームケアの質が上がり，それが入所者のADLやQOLの向上につながっていく．さまざまな病気の後遺症や，認知症によって口から食べることが難しくなってきたとしても，支援する側が愛情をもって適切に支援していくことで，口から食べ続けることができる入所者を数多くみてきた．われわれが，知識と食事介助技術を高めながら，できる限り口から食べ続けられるよう，そして，口から食べて幸せになっていただけるよう，日々支援をしていきたい．

（小山竜也）

介護現場で

看護師

▶ 入所者の「口から食べる願い」をかなえるため医師と介護職員をつなぎます

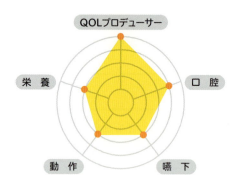
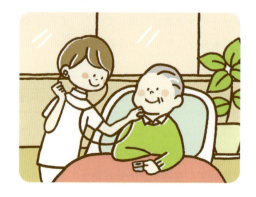

こんなとき私の出番！

　筆者の勤める施設では，"入所者の尊厳と自主性の保持"を基本理念に掲げ，そのためにわれわれは何をすべきなのかを常に問い，考え続けている．尊厳を守るなかで「口から食べること」の継続は，特別養護老人ホームで生活を送るうえで，ADLやQOLの向上，社会的・情緒的感性の保持へとつながっており，生きる喜びや意欲となっている．

　経管栄養療法から経口摂取に移行する支援はもちろんのこと，当施設ではターミナルケアも実践しており，人としての尊厳を守るという理念に基づき最期まで口から食べ続けられるように支援している．

　ターミナルケアでのKさんの例を紹介すると，遠方に住んでいた娘がどうしても1週間後にしか施設に来られないというとき，Kさんにそう説明すると静かに頷き，1日数回に分けて少しずつ経口摂取を続けていた．発語も困難な状況で経口摂取を続けたことは，まだ生きていたいという人間の本能だった思う．1週間後，娘夫婦が面会に来た日から，Kさんは飲み込むことをやめた．生きたいと思えば飲み込む．もう満足だと思えば自然と飲み込まなくなることを，特別養護老人ホームの看護師として何度も経験している．

　われわれは，生きたいという入所者の気持ちを感じとり，そのとき精一杯の食べる支援をすることが自分の役目であると思っている．

こうやってアプローチします！

　経管栄養療法の方が入所した際，意識レベルの改善を図り，評価，訓練を実施し，口から食べる支援を行っている．

　家族への口から食べる支援開始前の説明時に，「病院で胃ろうにするとき，口から食べると誤嚥性肺炎を引き起こし，死に至りますと説明されたのですが，大丈夫なのでしょうか？」と話され，躊躇

されることが多くある．そんなとき，当施設の嘱託医は家族に希望を与え，入所者を食べる楽しみへと導けるよう心がけ，説明するようにしている．では，嘱託医が家族を引きつける言葉とはどんなものだろうか．それは……，①人が人らしく生きるために食べることが必要なこと．②施設の職員がきちんとした知識技術をもって取り組んでいること．この2点で，家族は納得し経口移行につなぐことが可能となっている．本人，家族，医師，施設職員の心が一緒になることから経口摂取がスタートする．筆者も看護師として，全身状態の把握，スクリーニング評価を行って支援に参加している．

 こんなふうに連携します！

　KTバランスチャート（p.16）による評価を実施し，管理栄養士による栄養マネジメントから始めて，必要なカロリーを確保する．

　歯科医師，歯科衛生士が介入し口腔ケアの徹底を図り，全身状態の改善に努めることによって，リハビリテーションが可能となり離床時間の拡大につながっていく．また，歯科衛生士から介護職員への口腔ケア指導があり，的確な口腔ケアが実施されている．スクリーニング評価後，摂食嚥下の知識技術を習得したコアメンバーが中心となり経口摂取を開始し，介護職員全員が食事介助可能と見極めた段階で，実際の食事場面を通して指導に当たる．それにより，職員全員が自信をもった食事介助が可能となる．

　重要なことは，職員全員が不安なく統一した食事介助が実施できることである．その工夫には，多職種でのカンファレンスの開催が一番有効である．

　職員の不安な気持ちは，必ず食べている入所者に伝わり，確実に食事量に結びついている．これを改善するためには自信と愛情をもった食事介助をすることが必要である．

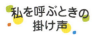 利用者の方々の食事風景をみて，患者さんから「自分も食べたい」という気持ちが伝わってきます．もう一度食べさせてあげることはできませんか？

　最期まで食べ続けることに必要なのは，医師，施設職員が入所者の人としての尊厳を最優先とし，入所者と入所者の家族の気持ちに寄り添うことである．

（小野寺裕子）

介護現場で
管理栄養士

▶ 食べる力につながる栄養を，おいしく食べることを通じて支援します

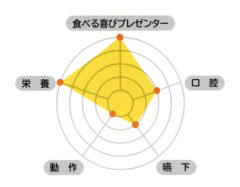

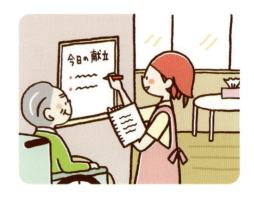

こんなとき私の出番！

　管理栄養士は「調理」や「食事」にかかわるイメージが強い職種であるが，それはほんの一部に過ぎない．「食べる」ことは生活に直結しているため，栄養の知識だけでなく，口腔機能や排泄，日常生活動作（ADL）など生活に関する多くの知識を有する職種である．

　筆者がかかわることの多いデイサービスの利用者は在宅生活を行っており，その個々の生活に沿った栄養サポートが必要となる．病院の在院日数の短縮化により，利用者の栄養状態が不安定な状態で日常生活に戻ることもある．そのため食欲不振や体力低下により再入院に至るケースも多い．退院後の在宅生活で再入院にならない支援を行うことも地域の栄養士として大きな役割である．

　デイサービスに通う利用者の多くは65歳以上の高齢者である．元気そうにみえても，食べることを含む身体の機能に問題を抱えていることが多い．しかし，デイサービスは昼食1食だけということもあり，スタッフの食事への関心度が低いことや，栄養に関する知識不足のため，その問題が未解決のままであったり見過ごされていることも多い．ここでの管理栄養士の役割は，その問題を早期に発見し，食形態の変更などの改善策を提案するために食事場面には必ず立会うことと，栄養の大切さをスタッフと利用者に伝え，介護予防を図ることである．

こうやってアプローチします！

　筆者が勤めるデイサービスの特徴の1つが「食形態への柔軟な対応」である．常食のほか，きざみ食ではない「やわらか食」と，ゼリーやムース状の形態の「超やわらか食」を提供するほか，個別対応も随時行っている．

　ではどのように食形態の変更を行うかといえば，まずは食事場面をみることである．そうすることで，固いものを残している，姿勢や机の高さが合っていない，食器など環境の不具合により食べこぼ

しが多くなっている，義歯の不具合により噛まないで丸飲みするといったことがわかる．しかし，利用者本人から「食べにくい」などの申し出があることはほとんどなく，多くは「食べにくくてもがんばって食べている」場合が多い．そこで，本人に現在の食事摂取の状況と，今後起こるであろう健康上のリスクを説明し，食形態の変更を検討する．

また，当施設にはリハビリテーション職はいないため，管理栄養士も食事介助や姿勢調整，口腔ケアに積極的にかかわり，食事をつくるうえで必要な情報を収集する．

 こんなふうに連携します！

月に1度，施設全体でのケア会議も連携の場であるが，毎日のスタッフとの会話も連携の一部であると考える．送迎，入浴，排泄，静養など，利用者と長時間かかわることの多い介護スタッフは情報の宝庫である．スタッフの気づきの目を育てることにより，より多くの情報が共有できるようになる．管理栄養士がいることで，施設内のスタッフが食事に関心をもつようになり，食に関する問題点をみつけやすくなる．さらに「食事で何か支援できないか」という視点が生まれ，自然と管理栄養士が連携の輪のなかに入ることができる．

実際，利用者の食事量の変化を介護スタッフが気づき，利用者から義歯の不具合があることを聞き出し，そこからケアマネジャー，家族に連絡を行い，歯科往診に至ることもある．

施設外では，デイサービス利用開始時や利用再開時などに行われる担当者会議に出席し，かかわる職種と直接情報交換をしたり，利用者に直接会って状態を確認することもある．

常に，当施設に関連する医療機関や地域包括ケアセンターなどとの情報交換を行い，管理栄養士の存在をアピールすることで，施設外からも栄養や食事についての相談を受けやすい状況をつくっていくようにしている．

最近食べる量が減ってきた方がいるんですが，1度食べる場面を確認してもらえますか？

管理栄養士が行う「食べることへの支援」の目的は，単に栄養状態を改善することだけではない．栄養状態がよくなったことで，日常生活でできることや楽しみが増えたり，家族の笑顔が増えるなど，その人の生活の質（QOL）を向上させることが目的である．そのために生活にかかわる多職種の仕事を理解し，スムーズな連携を図ることが必要である．

（伊藤清世）

> 介護現場で

歯科医師

▶ 最期までおいしく安全に食べることを目標に，その具体的な方法をマネジメントします

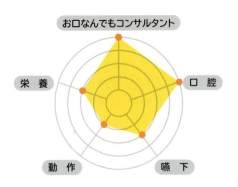

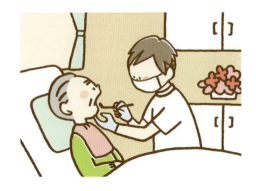

 こんなとき私の出番！

「先生！ 入れ歯がのどに落ち，取り出したらのどの奥の血が止まりません！」という電話がホームホスピスからかかってきた．筆者は嘱託医をしているので状況をみながら飛んで行くことになる．その患者は要介護5で経管栄養であったが現在は食事をしている．抗凝固薬を飲んでいて，かつ縫合ができない部位なので圧迫止血をし，救急車に付き添った．こんな事例を今まで2例経験した．

これは特殊な事例であるが，ホスピスなので大概が人工的水分・栄養補給法（artificial hydration and nutrition：AHN）になったまま終末期としてホームホスピスに入居してきた方々が多い．筆者に対する要望は，AHNである胃ろう，鼻腔栄養，点滴を外して何とか食べさせてあげたい，もしくは，ミキサー食から固形食へ食形態を上げたいとの家族の要望が多く，最期まで口から食べられるものなら何とかならないかという相談である．そんな時はまず放置されている義歯を調整する．われわれ歯科医師としては悲しいことに，食べてないからと義歯は使用されていないケースが多い．

次に，改訂水飲みテストなど嚥下の評価を行う．ほとんどの患者が認知症であるので，診断がつきにくい場合は嚥下造影検査を行うために病院に付き添ったりする．検査の結果はAHNのうち，約50％の方が経口摂取可能であり，患者のもつ摂食嚥下機能と栄養摂取方法が乖離していることを実感した．

 こうやってアプローチします！

そこでまず多職種とのカンファレンスで経口摂取のゴールを決め，それに向かって各職種がかかわっていく．筋力訓練，口腔ケア，嚥下訓練，義歯調整，食事プランの立案，食事介助，全身状態の把握や内服薬の再検討などが行われる．このなかでケアマネジャーとともに歯科医師が中心となってやるべきことは多い．義歯の調整はもちろんであるが，まずは口腔ケアの徹底のために施設の介護職にその方法を指導する．そして，坐位がとれるようになったら間接訓練のブローイング，アイスマッサージ

などから始め，毎日行ってもらう．さらに直接訓練は嚥下訓練食品であるエンゲリード®から始めて，段階的に直接訓練へと移行する．食べることは毎日のことであるので食事介助が重要であり，それらを介護職にうまくやってもらうには，ミールラウンドは欠かせない．ときには間違った食形態であったり，食事介助法が患者に合ってないこともある．それらをケアマネジャーを介して話し合いで調整したり，直接アドバイスしたりする．それらの指導は歯科医師の仕事である．介護職が患者の個性を重視して実践してくれると，経口摂取へ移行する可能性は高まり，肺炎の発生率も低下する．

こんなふうに連携します！

　新しい摂食嚥下障害患者の訪問診療の依頼があった場合は，まずカンファレンスを行う．カンファレンスはケアマネジャーからの依頼だったり，もしくは筆者からお願いすることもある．安全でおいしく食べてもらうには多職種協働は欠かせない．さらに，経口摂取へと移行するには各職種が専門性を発揮できる人的支援と時間が必要であり，主治医のバックアップが成功の鍵を握ることが多い．この主治医との連携がうまくいくコツは，メールよりも電話や手紙で，そしてときには直接話をしに出向き，嚥下障害の程度や経口摂取へと導くための方法を説明し，その都度全身状態の把握とアドバイスをお願いすることである．もちろん忙しい相手の時間をいただくわけだからお願いは丁寧にする．

　そして，忘れてならないのが家族の存在と覚悟であると思っている．すべての多職種が同じ方向性をもつのに必要なことはわかり合えるまで話し合うことであり，カンファレンスでは遠慮なしの討論が望まれる．そして医師から介護職まで，かかわる職種が互いを尊敬し合い，少しうまくいかないことがあったとしても疑問を投げかけられる互いの壁が低い関係がよい．この信頼関係は患者を通じてお互いを評価することで生まれる．

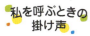 経管栄養ですが好物を食べさせたいので，口から食べられる可能性があるかみてもらえませんか？

　AHNから経口摂取へとうまく移行できた場合の共通点は，本人の食欲がある，家族の協力が得られる，多職種が共通認識をもって連携がよい，主治医が協力的であったなどがあげられる．一方うまくいかない理由として，進行性神経難病，脳幹の障害，本人の食への興味が薄い，施設・病院の協力が得にくい，過剰な危機管理等が考えられる．そして経口摂取が可能となる3つの条件は，「口腔ケア」，「離床（リハビリテーション）」，「食物形態」と考えている．さらに加えるなら，嚥下障害を引き起こす可能性のある薬を中止もしくは，減量するのが効果的であった．

　このように経口摂取へと移行するには，さまざまな条件がからみ合うが，終末期なので「その人がその人らしく過ごす」という点を最重要事項として取り組むことが大事である．

（宇都仁恵）

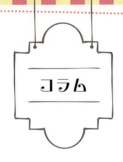

施設での多職種連携の取り組み
― 食支援を通じて気づかされたこと ―

> **症例提示**
>
> O.Mさん，1926（大正15）年12月8日生，90歳．
>
> 　高血圧症，アルツハイマー型認知症，脳梗塞の既往にて入所中．要介護度4，認知症自立度Ⅲb．食事は3食経口摂取（常食）．左半側空間無視があり，器の並べ替えや声かけなどが必要ではあったが，自力で箸を使って全量を召し上がっていた．短期記憶障害は著明であったが長期記憶は保持されており，家族や昔の話，生まれ故郷の気仙沼大島の話などは比較的会話が弾み，単語ではあるが返答が聞かれることが多かった．また，毎日の日課では，職員の言葉を繰り返すことで，ラジオ体操のアナウンスを役割として行っていた．その，はつらつとしたアナウンスは，施設全体を明るくし，元気づけてくれるものであった．
>
> 2016年7月：脳梗塞再発の診断にて市内病院に入院
> 　　同年8月：経鼻経管栄養開始
> 　　　　　　　胃ろう造設
> 　　同年9月：退院（3食経管栄養）

　退院後，予測していた以上の認知機能の低下，覚醒不良，血圧の変動と痰の貯留もみられた．しかし，退院前の本人の食べる力を信じたい職員の気持ちは変わらなかった．ユニット職員での口腔ケアの徹底，短時間からの離床支援を開始することで徐々に心肺機能は向上し呼吸状態安定，痰の貯留もなくなり，声かけに覚醒することも増えていった．

　2016年9月末，「入院前のMさんに戻したい」というユニット職員の気持ちを，主任看護師と主任介護士に伝え，嘱託医を含めた多職種でのカンファレンスを実施．嘱託医からは「本人や家族，職員の想いがあるのなら，前のMさんに戻してあげよう」と，スクリーニング評価の指示があり，評価を実施した（改訂水飲みテスト3点，食物テスト3点）．むせ，咽頭残留はあるが喀出力もあり，呼吸状態に問題なく直接訓練可能と判断した．

　10月からゼリーや水分の摂取を中心に直接訓練を始めた．介助では開口拒否が強いが，合間に，食器や食具を自らもつなど右手の動きを活用することで，コップを自ら口に運び飲む，アイスクリームをスプーンですくい口に運ぶ，棒つきアイスをもつと自分で頬張る．その姿を目にし，喜びとともに本人の「食べたい」想いを実感し，職員の「食べさせたい」気持ちはさらに高まった．

　11月より，昼食のみ経口摂取を開始するも，左半側空間無視と認知機能の低下により食物認知が続かない，介助での開口不良，手添え介助で開口がよくなるも溜め込みと嘔吐反射が出現す

る．日によって本人の嚥下状態が定まらず，リクライニング角度や食具，食事形態を変更するなどし続けるが，摂取量が増えず介助方法の統一も困難を極めていた．ある日，「今日も食べられそうもないな……」と思いながら，Mさんと食事を前に頭を悩ませていたところ，突然，「おら，ごはん食べるよ！」の発語が聞かれる．Mさんにあきらめかけていた気持ちをみすかされたと感じ，本人の「食べたい」想いを忘れかけていたことに気づく．再び職員にあきらめないという気持ちが湧き起こった．その後も，入院前に好物であった煎餅などは上手に自力摂取できることなどの強みをみつけ，離床時間の拡大，食事形態の変更などを繰り返しながら現在も試行錯誤を続けている．

多職種での取り組みを行うために

　特別養護老人ホームの介護士として生活支援に携わり，多くの利用者との出会いと別れを経験し，人間の命・尊厳について考える機会が増えていった．なかでも食支援は，生きる源であると同時に人としての意欲や喜びを最期まで感じていただける，介護職として利用者と思いを強く共感できる支援であると考える．

　当施設の取り組みのなかで，筆者自身は多職種と介護職が想いを共有する橋渡しとなりたいと考え支援に当たっている．前述のように「本人の食べたい」，「家族の食べさせたい」，「職員の食べさせたい」という誰かの食に対する想いを見過ごさず，当施設の職員すべてに想いを伝える．その1つの想いを共有すると，多職種がそれぞれの役割で動き出していく．その行動力はとても頼もしいものである．

　当施設の主任介護士，主任看護師は『口から食べる幸せを守る会』（以下，KTSM）の実技認定者である．1人の利用者の経口移行を開始する際，彼らが常に利用者に寄り添い，職員の指導にあたることができる強みと，彼らや看護師，筆者だけが取り組むのではなく，施設全体で支援を展開していることを介護職員に意識してもらうことが重要であると考えている．

　そのために，経口摂取開始時は，彼らが中心となり実施するアプローチ1つ1つにできる限り参画し，評価内容やアプローチ計画などを把握し介護職員に伝える．また，介護職員が確実に実施できること（口腔ケア，シーティングや姿勢調整など）は，すぐにユニット職員に実施してもらい，役割として意識するとともに，経口移行の多職種連携の1つの要であると自覚してもらう．またそれが利用者のQOLの向上につながるのだと意識してもらう．

　彼らのもつ知識や技術は，日々の支援のなかで広まっている．筆者は主任介護士補佐としてKTSM実技認定者である主任介護士の知識・技術をどの職員よりも早く理解・習得し，自分のもつ経験とスキルを組み合わせながらベストを尽くす．それが，利用者支援を行ううえで確実に，QOLの向上につながっていること，生きる喜びにつながっていること，職員としてのやりがいにつながっていることを，自信をもって介護職員全体に伝える役目があると思っている．

　しかし，利用者の生活支援は介護職員だけでは全く機能しない．それぞれの職種が役割を果たすだけでなく，利用者の想いを共有し，1つの想いとして，大きな輪をつくる．お互いが1つの想いに歩みよる，その輪をつなぎ合せる役割になりたいと思っている．

（渡邊富恵）

Ⅲ章

強制栄養と看取りをめぐって

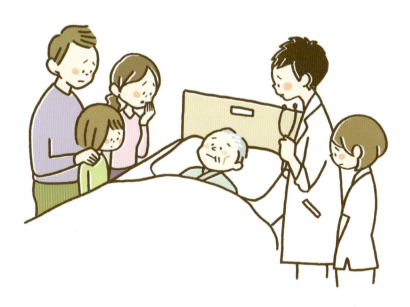

強制栄養と看取りをめぐって

1 胃ろうの適応について考える

はじめに

　胃ろうは，経口で栄養補給ができない方が，長期的に安全に栄養補給するには，最適な手技であるのはいうまでもない．しかし，終末期認知症の方に経腸栄養（経鼻経管栄養，胃ろうなど）を行っても，生命予後やQOLが改善しない，ということがいわれており[1]，胃ろうを造設するかどうかは，本人・家族などの希望をもとに，慎重に検討すべき手技の1つである．昨今，メディアの影響もあり胃ろうの適応に関して慎重にするべきである，という議論が多くなっている．食べられなくなった方に対して「胃ろう以外ありえない」と，やみくもに胃ろうが造設されることに対して慎重になるのはよい．しかし，議論がおかしな方向に進み，逆に「不適切な非胃ろう」例が増えてはいないだろうか．1つの事例を紐解くことから，真の胃ろうの適応に関して議論をすすめる．

I 事　例

　80代，女性．アルツハイマー型認知症と診断され（その際のMMSE (mini-mental state examination)は20点），3年が経過した．洋服を自ら選んで着ることができなくなり，風呂に入ることもできず，デイサービスを利用していた．歩行はスムーズで食事は普通食をむせなく摂取，失禁は認めていなかった．

　ある日，発熱，呼吸困難のために救急外来を受診．低酸素状態で高流量酸素を要する状態であり，重症肺炎と診断された．入院後，抗菌薬による治療が奏効し肺炎はすみやかに軽快，酸素状態，血液検査，画像所見ともに改善していた．

　しかし，食事をしない状態で推移しており，食事時の様子は以下のような状態であった．

- 食事を口元まで介助でもっていっても口を開けてくれない
- かろうじて開けてくれた口から食事を入れても，吐き出してしまう
- 時に食事を嚥下してくれるが，その際はむせはなく，食事中のSpO$_2$低下は認めない

　十分量食べられない状態が1週間続いていたために，医師と家族とで面談がなされた．その面談時の会話の一部分を以下に示す．

医師：食べられない状態が続いています．もともと認知症もあり，認知症の方が食べられない状態の場合は，終末期が考えられます．看取りにしますか？　胃ろうにしますか？

家族：テレビなどで「胃ろうはだめ」というのをみました．かわいそうなので胃ろうはやめてください．でも，何もせずに死んでしまうのはかわいそうです．どうしたらよいでしょうか．
医師：では，胃ろうはやめて，鼻から管を入れて栄養補給をしましょう．

　このやり取りはやや脚色を加えてはいるが，現在の日常診療において，よくみられる光景である．このやり取りをみて，どのように感じるだろうか．ここには胃ろうの適応に関するさまざまな問題点が垣間みえる．順を追って説明してみよう．

「食べられない」＝「終末期」？

　この事例は認知症の終末期として話が進んでいる．認知症の終末期の方に対する経腸栄養は生命予後を改善しない可能性が指摘されており[1]，それに端を発して，胃ろうに関して慎重に対応しないとならないという議論は存在する．食べられなくなったら胃ろう以外の選択肢はない，としてやみくもに胃ろうが造設されることよりも，議論ができる状況は悪いことではない．しかし，「認知症の方の食べない」＝「終末期」＝「胃ろうの適応に関して議論」という極端なことが起こってはいないだろうか．一時的に体調不良で食べないだけの認知症患者も安易に終末期とされ，胃ろうに関しての意思決定を家族に迫る，という状況が起こってはいないだろうか．胃ろうの適応に関して慎重になるべきなのは，十分な経口摂取が到底望めない，真の終末期認知症の方であり，真の終末期にあるのかどうか，という議論が最も重要となるはずであるが，なぜか「胃ろうという手技をするかどうか」という議論に終始してしまう．一歩踏み込んで，認知症の食べない，という状態を客観視し，真の終末期かどうかを議論する必要があるだろう．

ステージアプローチ

　認知症の終末期の状態を論じる際に，FAST (functional assessment stages, 図Ⅲ-1-1)[2]が威力を発揮する．これはアルツハイマー型認知症の進行に関して各ステージで起こり得ることをまとめたものである．アルツハイマー型認知症の方は，できないことが順序立てて増えてくるために，次に起こり得ることが予測できる．典型的なアルツハイマー型認知症の経過は，年齢相当の物忘れから始まり(FAST 2)，進行すると熟練を要する仕事で支障が生じ始め，境界状態に至る(FAST 3)．その後，家計の管理などで支障が生じる軽度アルツハイマー型認知症に至り(FAST 4)，洋服を選んで着られなくなるまで進行すると，中等度アルツハイマー型認知症の段階に至る(FAST 5)．その後，入浴ができなくなり，失禁が生じるやや高度の段階に至り(FAST 6)，その後，言語機能の低下，歩行障害が進行する(FAST 7)．FAST 7はさらに分類され，表出される明瞭な単語が制限され(FAST 7aでは6単語以下，FAST 7bでは1単語以下)，移動ができなくなり(FAST 7c)，坐れない(FAST 7d)，笑えない(FAST 7e)，頭部保持ができない(FAST 7f)へと進行する．

　アルツハイマー型認知症の方は脳血管障害や骨折など，付随する要因がなければ，おおむねこ

FAST

1. 正 常
2. 年齢相応
   物の置き忘れなど
3. 境界状態
   熟練を要する仕事の場面では機能低下が同僚によって認められる
   新しい場所に旅行することは困難
4. 軽度のアルツハイマー型認知症
   夕食に客を招く段取りをつけたり，家計を管理したり，
   買い物をしたりする程度の仕事でも支障をきたす
5. 中程度のアルツハイマー型認知症
   介助なしでは適切な洋服を選んで着ることができない
   入浴させるときになんとかなだめすかして説得することが必要なこともある
6. やや高度のアルツハイマー型認知症
   不適切な着衣．入浴に介助を要する．入浴を嫌がる
   トイレの水を流せなくなる．失禁
7. 高度のアルツハイマー型認知症
   最大約6語に限定された言語機能の低下．理解し得る語彙はただ1つの単語となる
   歩行能力の喪失．着座能力の喪失．笑う能力の喪失．昏迷および昏睡

図Ⅲ-1-1　FAST　　　　　　　　　　　　　　　　　　　　　　　　　　　　　　　　（文献2)より作成）

のFASTで示される経過で進行する．ほかの認知症でも多少の差はあっても，同様の経過をたどる．

また，認知症の診断時になされることが多いMMSE（30点満点で点数が高ければ高いほど認知機能低下は軽度）は，平均すると年に2〜4点程度低下するといわれている[3]．FAST 7の段階に至るとMMSE 0点に近くなることを考えると，たとえば，MMSE 20点の方は0点近くになるまでは最低でも5年の経過があるはず，ということになる．MMSEと同様に行われることが多い改訂長谷川式簡易知能評価スケールでもほぼ同様の点数経過をたどるであろう．

FASTの経過を把握することと，MMSEや改訂長谷川式簡易知能評価スケールの点数経過を知ることは，認知症の真の終末期かどうかを判断する際に参考になる．

終末期と判断する指標

終末期と判断するに当たっての簡便な指標がある．アメリカでは生存期間6ヵ月未満が見込まれれば，がん，非がんを問わずホスピスに入居が可能となっている．生存期間6ヵ月未満とみなされるホスピスのガイドラインでは，FAST 7c以上進行していることに加えて，過去1年間で，①誤嚥性肺炎，②腎盂腎炎，③敗血症，④褥瘡，⑤抗菌薬治療後の再発熱，⑥摂食問題（10%以上の体重減少など）のうち，1つでも満たすことが条件となっている．もちろん，そこから回復する可能性もあり，また，そのような状態を満たした後も6ヵ月以上余命があった，ということは多々あるとは思われるが，終末期と判断するに当たっての1つの目安になると思われる．逆に

ここまで進行していない段階ならば，真の認知症の終末期とは到底いえない，ということになるだろう．

V さて，この事例は終末期なのか

　そこで，本事例を振り返る．洋服を着られなくなっている状態にまで進行しているために，FAST 5，中等度以上まで進行していることは確認できる．入浴はできなくなっているが，失禁までは認めていないために，FAST 6 に少し入った程度ということが予測される．また，MMSE が 3 年前に 20 点であり，入院の段階では年 2〜4 点低下する計算で，8〜14 点程度の段階であろうと推測される．脳血管障害や骨折などをきたしたわけではなく，進行を著しく早める付随する要因は起こっていない．

　FAST は 6 で 7c 以上ではないこと，MMSE が 0 点近くにも至っていないところをみても，終末期とみなすには早すぎると思われる．

VI 胃ろうの適応

　真の認知症終末期の方への経腸栄養の適応に関しては，今まで述べたとおり，議論が存在する．しかし，この事例は認知症終末期とはいえない段階であり，認知症終末期の方への議論とは切り離して判断しないとならない．この事例は適切に経口摂取へのアプローチを続ければ，再び経口摂取ができるようになる可能性が高いだろう．そのような場合，経口摂取ができるようになるまでガイドラインに従い[4]，栄養補給をするのが適切であろう．すなわち，腸管機能が保たれているならば経腸栄養が選択され，その期間が 4 週間を超えると予測されるなら，胃ろうが第一選択になる．もちろん，経口摂取ができるようになる前提で胃ろうを行ったものの，結局食べられないままで推移してしまうこともあり得る．また，認知症の症状によって激しい拒否状態ならば，栄養補給するために，抑制などの本人に制限を加えることが必要になることもある．そのようなことが予測されるならば，慎重に適応を考えないとならないのはいうまでもないが，認知症終末期の方への胃ろうとは異なった判断が必要となる．

　本事例では，胃ろうではなく経鼻経管栄養を選択することとなっている．このような，胃ろうではなく経鼻経管栄養を選択して長期療養している方をこの数年みかけることが増えている．真の終末期の方への経腸栄養が生命予後や QOL を改善しない可能性が指摘されているが，経腸栄養とは胃ろうだけではなく，経鼻経管栄養も含まれている．本来ならば，胃ろうの適応，という以前に経鼻経管栄養や胃ろうも含めて，何らかの積極的な栄養補給をするのかどうか，認知症終末期の方とどのように向き合うべきかの議論するべきである．しかし，なぜか胃ろうという特定の手技のみの議論に矮小化されている現状がある．

　また，真の認知症終末期と思われる状態の方であっても，胃ろうを選択してはならない，ということではない．嚥下障害が進行すると食事に時間がかかるようになり，1 日中食事を続けているような状態に至り，本人，介護者が食事に負担を感じることもある．また，食事のたびに吸引

が必要となり，本人の苦痛が伴う場合などもある．そのような場合は，食事を胃ろうにより短時間ですませることで，それ以外の時間を有効に活用する，という胃ろうの使い方もある．また，必要な栄養は胃ろうから補給し，好きなものを好きなだけ経口摂取して，人生の最後の段階までひと口だけでも口から食べ続ける，ということもできる．このように，胃ろうを後ろ向きなものではなく，本人のQOLを高めるために積極的に利用するという方法もある．このような胃ろうならば，生命予後など関係なく，積極的に造設してもよいのではないだろうか．

おわりに

　経鼻経管栄養，胃ろうに関して述べてきた．胃ろうに関して議論をする際には，「終末期をどのように過ごすのか」ということを考えないとならない．胃ろうの適応云々を議論する前に，終末期をどのように過ごすとQOLが向上するのか，そのために胃ろうがあるほうがよいならば，積極的に胃ろうを適応すればよい．終末期をどのようによりよく過ごすのか，という議論なしに胃ろうの適応が語られると，本項で示した事例のようなことが起こる．終末期とどっぷり向き合い，最後までその人らしく生き抜いてもらうためにはどうするのかという議論のなかで，1つの選択肢としての胃ろうも選択できる，という流れが最もよいであろう．

参考文献

1) Thomas E, Christmas C, Travis K：Tube feeding in patients with advanced dementia：a review of the evidence. JAMA, 282 (14)：1365-1370, 1999.
2) Reisberg B Ferris ST, Anand R, et al：Functional staging of dementia of the Alzheimer type. Ann NY Acad Sci, 435：481-483, 1984.
3) Agüero-Torrees H, Fratiglioni L, Winblad B：Natural history of Alzheimer's disease and other dementias：review of the literature in the light of findings from the Kungsholmen Project. Int J Geriat Psychiatry, 13 (11)：755-766, 1998.
4) 日本静脈経腸栄養学会（編）：静脈経腸栄養ガイドライン，第3版，照林社，東京，13-15, 2014.

（洪　英在）

強制栄養と看取りをめぐって

2 両親の看取り支援から学んだこと

はじめに

　筆者は2015年の3月に父を，8月に母を続けて看取った．そのなかで医療従事者と家族という立場から「食支援」を通じて多くのことを学んだ．その体験談を執筆させていただく．

両親のプロフィール

父：2015年3月28日永眠（享年81歳），死因：腎不全．
既往歴：脳出血，多発性心室性期外収縮，慢性胃炎，左椎骨動脈・内頸動脈完全閉塞，冠動脈
　　　　バイパス術，脳血管性認知症．
母：2015年8月7日永眠（享年82歳），死因：拡張型心筋症．
既往歴：甲状腺機能亢進症，慢性腎機能障害，高尿酸血症，糖尿病，脳梗塞，脂質異常症．

摂食嚥下の支援ができる歯科衛生士へ

　歯科衛生士として長く歯科医院で外来勤務をしていた筆者は，2003年に，両親宅から近い歯科医院に転職した．個人の小さな歯科医院だったが，時代のニーズに合わせて医科・歯科・リハビリテーション・看護・介護と職種，人材が増えていき，今では外来と訪問を幅広く担う医療法人にまで急成長した．筆者の両親も元気なときは外来に，通院できなくなると訪問診療に切り替えて，切れ間のない医療を受けることができた．とはいえ，訪問歯科を立ち上げたばかりの当初は，現在のような体制も確立しておらず，診療所の延長のようなスタイルであった．筆者自身も摂食嚥下という言葉は耳慣れておらず，当時はただ医師の指示のもと，診療の補助と歯磨きが十分にできない患者のプラークを落とすことが主な仕事だった．2010年前後から，在宅で認知症，胃ろう，気管切開などの患者がみられるようになり，それに伴い歯科衛生士も多くの知識をもって仕事に携わることが重要になってきた．そして2012年7月，ともに障害者1級である両親の介護について，筆者が，真剣に考えなければならなくなった頃に，NPO法人 口から食べる幸せを守る会®（KTSM）の小山珠美先生の存在を知った．

KTSM認定アドバイザーを習得

　小山先生の活動に，筆者の心は強く揺さぶられ，すぐに先生と連絡をとった．当時，脳血管性認知症を発症していた父の食事がうまく進まず，母の心労が限界に達していたため，食支援を学ぶ目的で小山先生が当時勤務されていた病院の研修にうかがった．体験研修では，今まで筆者は患者の何をみていたのだろう……，と衝撃を受けた．「木を見て森を見ず」，「病気を診ずして病人を診る」という言葉を聞いたことがあったが，まさしくそれだ！と思うことばかりだった．そこでは，患者を生活歴と病歴から捉えて，「食べる」を多職種が包括的に支援していたのだ．歯科的な視点だけではなく，多職種の視点が加わると意外な改善点が見出せることを学び，筆者はさらに研修を重ね，KTSM認定アドバイザーを習得した．現在はその名に恥じない努力を続けていきたいと強く思っている．

 ## 口腔ケアの効果

　認知症で徘徊があり，かつ人工透析が必要な父の受け入れ先はなかなかみつからなかった．ようやく許可してくれた施設はかなり遠方だった．意思表示が可能な父は当然入居を拒否し，終わりのみえない介護生活に家族は途方に暮れた．救いとなったのはお泊りデイサービスだったが，父は好みの料理が出ない不満とストレスが重なり，2015年の1月てんかん発作を起こし救急搬送されてしまった．その後病院をいくつか回され，決まった入院先は，以前認知症による「BPSD」が原因で強制退院となった病院だった．父はブラックリストに載っていたと思われるが，ご尽力いただいた連携担当の方には心から感謝している．父は消化管からの出血もあり，絶食となった．食べることだけが生きがいの父は，透析のチューブも自己抜去しかねない程に暴れ，拘束はやむを得ず，父に申し訳ないと思いつつも薬による感情コントロールの同意書にサインをした．それから父は別人のようにおとなしくなり，眠り続ける父に経鼻経管で栄養が入れられた．ある日，口腔内に痰がこびりついてガビガビに乾燥しているのをみつけてしまい，見過ごすことができずに，父の口腔ケアは私が毎日行うと病院側に申し入れ，実行した（図Ⅲ-2-1）．小山先生からは，

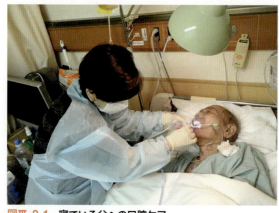

図Ⅲ-2-1　寝ている父への口腔ケア

父の意識があるときは，せめてお水を飲ませてあげるよういわれていたが，筆者の仕事帰りの時間帯はいつも寝てしまっていた．今だから書けるのだが，父の軟口蓋には直径5mm程の丸い傷が5, 6個あって，いつも出血していた．おそらく吸引の際についたのだろう．覚醒していたらきっと痛くて大騒ぎしているだろうなと思うと切なくて，悲しくて，申し訳なくて，寝ている父の顔をみるのが本当につらかった．

それでも3月には療養型病院の受け入れ先がみつかり，転院した当日，朦朧状態だったが，父が「ありがとう」といってくれたのだ．涙が止まらなかった．懺悔の気持ちしかなかった．「これからはちゃんと食べさせてあげるからね」と耳元で伝えたが，それはかなわず，転院後わずか2週間で父は亡くなってしまった．まだ暖かい父に最期の口腔ケアをさせてもらったが，口腔内に傷はなく，とても潤っていた．後日知ったのは，その病院には口腔ケアに熱心な看護師がいて，父と会話をしながら口腔リハビリをしていたという話だった．お水ぐらいは飲んでいたと思うと聞き，筆者は泣き崩れた．覚醒してリハビリも受け入れていたなんて，口腔ケアと対応の仕方でこんなにも違いがでるなんて……．なんともいえない感情が湧き上がった．と同時に，亡くなるまでの約2ヵ月間，父の口から何も食べさせてあげられなかったことを深く後悔した．唯一の救いは転院するまでは，毎日筆者が口腔ケアをしてあげられたこと．"ガビガビの口ではなく，話せる口にはなっていた．"と自分にいい聞かせ，父が残してくれた「ありがとう」の言葉のお陰で，父の死を受け入れなければと思うことができたのだ．

最期まで食べたいものを！

母は父の葬儀に酸素を抱えながら出席した．無理はさせたくなかったが，50年以上も連れ添った母は，最後の妻の役目と気丈に振る舞った．だが，末期の心不全で厳しい状況だったため，葬儀から2週間後にはICUに搬送された．いつ呼吸不全が起こるかわからず，24時間の監視が必要

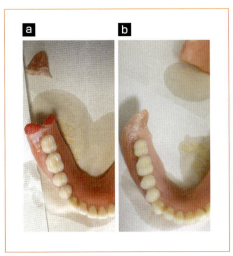

図Ⅲ-2-2 修理した義歯
a 欠けた義歯，b 修理された義歯．

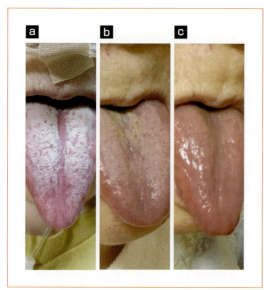
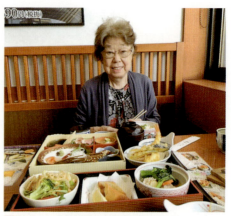

図Ⅲ-2-3　口腔ケアによる舌の変化
a 入院直後，b 2週間後，c 4週間後．

図Ⅲ-2-4　「大好きなお刺身食べたよ！」（後の遺影）

な状態だった．在宅での看取りを覚悟していたが，子どもたちに迷惑はかけたくないと，母は病院での入院加療を希望した．入院中は1日6gという塩分制限が母を苦しめた．病院食にはほとんど手をつけなかったため，体重がみるみる落ちていった．そんななか，母の総義歯の一部が欠けたことがあった．尖った部分が痛くて義歯の装着ができなくなり，看護師からは流動食にするから義歯をもち帰るようにといわれてしまった．筆者はすぐに訪問歯科を依頼した．だが対応は難しく，保険の制度上，筆者が所属する法人が介入することも許されなかった．欠けた義歯を職場にもち帰ると，事情を知っている院長が修理をしてくださり，無事に装着することができた（図Ⅲ-2-2）．筆者は職場の理学療法士から呼吸法を教わり母に実行していたので，母の気道を確保するために義歯の装着は必要だった．おしゃれで人目を気にする母はとても喜んだ．たとえ食べていなくても義歯を装着する意味の深さをそのとき改めて痛感した．

それからは1日600〜700ccの水分制限との戦いであった．総義歯の安定には口腔内の乾燥が大敵のため，とくに保湿を徹底した．みかんが大好きな母はオーラルピースのオレンジ味（口腔内の保湿ジェル）が気に入っていたので，こまめに塗布させ，舌のケアと口腔周囲筋のリハビリ，唾液腺のマッサージと呼吸リハビリを毎日継続した（間接訓練）．そして病院の目を盗んで，みかん味の高カロリーゼリーを毎日食べさせていた（直接訓練）．筆者の「口から食べさせたい」という強い希望に，絶食に近い食事制限をしていた病院はみてみぬフリをしてくれていたように思う．乾燥した舌が潤ってくると塩分6gでもなんとか味覚を感じるようになった母は，食べられる物を口にするようになった（図Ⅲ-2-3）．大量の飲みもしないエンシュアとともに一時退院できたわずかな数日間は，食べたかったお刺身を食べ，満面の笑みをみせてくれた（図Ⅲ-2-4）．

再入院してからは呼吸が荒く苦しそうな日々が続き，水分すら摂れなくなってきていた．とうとう8月には「次に呼吸不全を起こしたときにはモルヒネを使用する」と医師から告げられた．苦

Ⅲ．強制栄養と看取りをめぐって

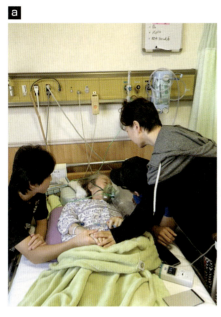
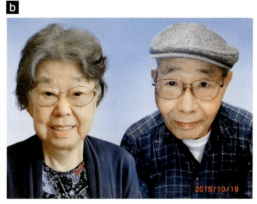

図Ⅲ-2-5　母の看取り
b は2人並んだ遺影．

しさだけは取り除きたい．でも最期まで口から食べたい物を食べたい．それが母の願いだった．いや，それはむしろ母が私に手渡してくれた命のバトン（ライフバトン：牧野日和先生考案の言葉）だった．数日後，モルヒネの投与が開始され，病院から呼び出された筆者は向かう途中のスーパーで母が食べたがっていたお寿司とみかんを購入し，最期の食支援を行った．結局口にできたのはみかんの絞り汁だけだったが「おいしい……．ありがとね」といって母は目を閉じた．これが母の最期の言葉だった．モルヒネの投与から3日目の朝，家族と孫に囲まれて，母は父のもとに逝ってしまった（図Ⅲ-2-5）．

Ⅵ　両親の看取り支援から学んだこと

　母の最期の食支援にかかわれたことで，筆者は母のみならず父の死にもなんとか折り合いをつけて受け入れることができた．なんといってもお刺身を食べているあの笑顔の写真が筆者らを救ってくれた．人の死から死生観を学ぶというが，「みかんが食べたい」と，筆者らに課題（ライフバトン）を渡してくれた母には本当に感謝している．それは「ここまではしてあげられた」という達成感を母が亡くなった今もなお，感じることができているからだ．筆者の息子たちにしてみれば，祖母の大好きなみかんを探し歩き届けたことが，あまりお見舞いに行けなかったという気持ちの，せめてもの落としどころになっている．そして残された筆者は，受け取ったライフバトンを次に渡すために，前に進む目標まで定めることができたのだ．父にしてやれなかったこと，母にしてやれたこと，ほかにもいろいろな方法があったことなど，両親の看取り支援を通じて多く

のことに気づくことができた筆者は，"食べたい・食べさせたいと願う人々の役に立ちたい"と強く願っている．

　生きる根源である「食べる」を支えることはとても大きな価値があると筆者は思う．小山珠美先生の，食べる能力がある人への高度な食支援の技術は絶対に身につけたい．牧野日和先生の「お食い締め」からは死生観を学び，患者とその家族とのライフバトン物語について一緒に考えてみたいと思っている．そして多くの先生方の研修会には同じ地域の仲間と一緒に参加していきたい．そうすれば同じ思いをもつ人たちの関係性が地域で広がるのを実感できることだろう．多職種はもとより同職種でのつながりもかなり重要だ．同職種で同じ地域だと，プライドや制度が邪魔になることが多いが，「食べる」を支える仲間にはそれを乗り越える力があると感じている．両親が生活したこの地域では，できる人ができることを誠心誠意取り組む支援を目指し，筆者も自分ができることに邁進していきたいと思っている．

おわりに

　この場をお借りして，筆者の両親の医療と介護にご尽力くださいました多くの方々に心より感謝申し上げます．

（山下ゆかり）

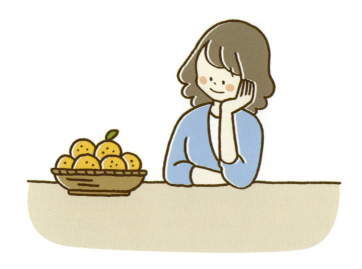

強制栄養と看取りをめぐって

3 両親の介護
―病院での看取り―

はじめに

　筆者は1986年から歯科衛生士として在宅訪問口腔ケアの仕事に携わり，口腔内の劣悪な環境と廃用症候群である口腔機能低下に驚きと戸惑いのなか，何とか口腔内の環境と食べられる口を取り戻すために夢中で活動してきた．そのなかで多くの方々との出会いと別れがあり多様な人生に触れ，それぞれの家族のあり方を訪問先で学びながら，尊厳ある人生を支援する口腔ケア・食支援を探求しつつ，こつこつと現場で実践し，皆さまにもお伝えしてきた．

　そんな筆者も，誰もが直面する両親の介護を9年間（2000年7月〜2009年12月）にわたり体験した．看取りは病院であった．

　両親の死は遠いものと思っていました
　いつまでも元気なのだと思い込んでいました
　いや，そう願っていました

　本項では，介護者として施設や病院・他職種の方々への願いと思いを綴ってみた．

> **両親のプロフィール（表Ⅲ-3-1）**
> 深沢辰夫：2005年9月2日永眠（享年89歳），ANCA関連血管炎．
> 　既往歴（2004年87歳時）：間質性肺炎，糖尿病．
> 深沢みえ子：2009年12月25日永眠（享年92歳），老衰．
> 　既往歴（2000年83歳時）：脳梗塞を発症，摂食嚥下障害．

Ⅰ 両親の療養生活

　2000年，母は83歳で軽い脳梗塞を発症した．点滴にて治療し3週間の入院後退院となった．幸い後遺症は少なかったが，確実にADLは低下した．筆者は両親の病院への通院や買い物で日常生活をサポートし，父は母を介助しながら生活を維持し，平穏に暮らすことができた．

　2004年2月，父は突然夜中に高熱を発し，救急車にて病院に搬送された．筆者はすぐに実家での同居を始め，母の介助をしながら父の回復を待った．2ヵ月後に退院となり，その後少しずつ両親は2人での生活をとり戻していった．筆者は介護と家事，仕事のやりくりに苦慮しながら，息

表Ⅲ-3-1　両親の介護経過

	父　深沢辰夫	母　深沢みえ子	筆　者
2000年	父が中心となり家事を筆者と2人で行っていた	83歳　軽い脳梗塞	日常生活の支援
2004年 　2月	入院 ・間質性肺炎 ・糖尿病 退院		実家同居 自宅から介護に
2005年 　3月 　9月2日	入院 　白内障の手術 　ANCA関連血管炎 89歳　永眠		わが家に母同居
2006年 2007年 2008年 2009年 　11月6日 　12月25日		転倒1回目頭部外傷, 食事困難に 転倒2回目頭部外傷 転倒3回目頭部外傷 牧丘病院に50日間入院 92歳　老衰にて永眠	デイサービス利用 ショートステイ利用

子が仕事帰りに立ち寄るなどのサポートを得て何とかそれまでの生活を維持できた．しかし，難病である父はいつ急変するかわからないと告げられていた．1年後に，父の病気は悪化して再入院となり，母はわが家に同居することとなった．日中は筆者の仕事に合わせデイサービスを利用した．

1　父が入院中に感じたこと

病院ではさまざまな対応があり，そのなかで気になる事柄は筆者の学びとなった．看護師の丁寧な対応は心が安らぐが，事務的な方もいる．その返答で家族は思いがまとまらないことや，戸惑いで言葉がとまり，思いを伝えられないこともある．家族の疲労がこんなところに出る．

医師からの説明のなかで理解できない事柄もあるが，質問すると余計わかりにくい回答が返ってくることもある．仕方なく理解できた振りをしてしまう．このようなことは皆さまにもあるのではないかと思う．

2　この時期の筆者の心

2人の介護は，先がみえない闇のようで，頭のなかは，父のこと，母のこと，仕事のことが駆け巡っていた．毎日目の前のことをこなすだけで，悩む余裕や暇はない……そんな時期であった．

日々の生活で追い詰められて，
目の前のことをひたすらがんばるだけ
心の余裕がない
必要な会話しかできない
愚痴がこぼれると……自分が崩れていく

自分の心のスイッチをON・OFFに切り替えながらの生活は精神的に崩れることもあった．

Ⅲ．強制栄養と看取りをめぐって

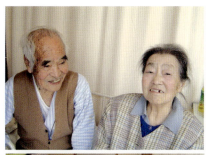
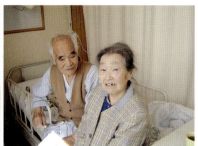
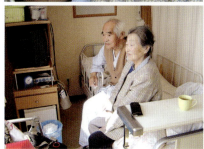

図Ⅲ-3-1　入院中の父
父は母の傍らで嬉しそう．

父の死

　父の死は突然やってきた．毎年恒例の日本摂食嚥下リハビリテーション学会参加中の名古屋にて訃報が入った．悲しみと戸惑いのなか，家族や親族に囲まれ葬儀が行われた．父は軍人として戦争を経験し言葉に出せない苦労を重ねてきた．そのため自分にも私たちにも厳しい人であった．83歳まで仕事をし，母が病弱になってからは家事をこなし地域での活動も積極的行っていた．
　若かりし頃の父は亭主関白で，老いてからは母の存在や夫婦のあり方に気づき母に対する思いも深く，幸せな夫婦愛についても語っていた．覚悟の人であり，母より先に旅立つことを望んでいたのではないかと思う（図Ⅲ-3-1）．

残された母の介護（図Ⅲ-3-2）

1　その後の母

　父の死後，悲しく落ち込む母は身体の衰えもさらに進み，摂食嚥下機能の低下もみられ食事も少しずつ困難になっていた．家庭では筆者はさまざまな工夫をしながら口腔ケアや食支援はもちろん，口の体操・頭の体操など用いて食べる機能を維持した．
　ショートステイやデイサービス利用時は，スタッフから食べることへの苦情があったが，その都度施設にうかがい食べさせ方や状況を説明した．しかし，介護スタッフの方々へ伝えることに限界を感じた．図Ⅲ-3-3はショートステイ利用時にスタッフへ送ったお願いの内容である．

87

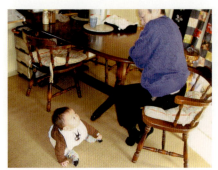

図Ⅲ-3-2 母，ひ孫とのくつろぎ

○○荘の皆さま

いつも母（深沢みえ子）が，お世話になりありがとうございます．
下記の注意点についてのお願い
1 尿について
 尿は通常 0時・4時・8時・11時・15時・18時の6回くらい（飲水量によって時間が異なります）
2 夜間の排尿は多いです
 （先日○○脳外科病院に受診しました．問題なしとのこと）
3 水分摂取について
 水のみにて飲水．食事のときは毎回200mLくらいは飲みます
4 排便について
 3日に1度．本日浣腸により排便をいたしました
5 つばを吐き出すことについて
 口腔清掃を行わないとき口腔内に不快感があるためにつばを出すのが多くなります．口のお掃除をお願いいたします
6 寝るときは
 寝るときに布団をなめてしまうことがありますので，タオルをつけておいてください
7 下肢について
 坐位のままで両足を足踏みをさせてください．起床時には両足を伸ばすように促してください
いくつものお願いと報告ですが，宜しくお願い致します

2008年○○月　牛山　京子

図Ⅲ-3-3 ショートステイ利用時にお願いしたこと

摂食嚥下に問題のある患者は，安易に胃ろうが選択された時期であった．そのなかでも理解し，上手に対応してくださった方もおり感謝している．そのほか，何度か転倒して頭部外傷を負い，その都度連絡が入って大騒ぎとなり通院した時期もあった．この頃は携帯の着信音が鳴るたびに恐怖を感じた．

2 母の急変

ある日，施設より食事中に窒息があり，吸引処置も行ったと連絡が入った．すぐに病院に受診し問題はなく帰宅できたが，その後，施設との面談のなかで利用はなるべくご遠慮くださいとの話しがあった．

寒波が到来し大変寒い日だった．起床時にいつものように母に声をかけたが，静かに目を開けたもののうつろで反応に乏しい．異変を感じながらも何とか支度をし食卓に移動したが，全く食べ物にも反応しない．焦る心を抑えながら牧丘病院の古屋 聡医師に電話で相談した．事情を把握している先生は，すぐに入院を勧めた．翌日から古屋医師との2日間のセミナーが予定されており，さらに焦りと混乱もあった．母に申し訳ない気持ちでいっぱいのなか牧丘病院に向かった．

受診後，古屋先生より，自然死の時期が来たようだと思いがけない説明があった．

しかし，どうしても，受け止められない．母は大丈夫……と思い込む．死という言葉が頭を浮遊しているだけであった．

母の死が近いことを告げられて
　1．しっかり受け止めている
　2．受け止められない
　3．否定する
これら3つの気持ちで揺れ動いていた
不安定な心……言動も，ちぐはぐに揺れ動く

3　牧丘病院入院

自宅から1時間程かかる牧丘病院に夢中で通い続けた．現実を受け止められないままではあったが病院での日々は心を癒してくれた．それまで両親の介護でさまざまな病院や施設でお世話になり，気苦労を重ねた筆者にとって，心の疲れが癒されオアシスのような場所にたどり着いたのだ．

4　病院の皆さん

小ぢんまりとしたアットホームな病院で知り合いも多い．スタッフの皆さんはとても個性豊かで，筆者や母に語りかけて対応してくれた．とても元気で的確に伝えてくる人や，黙々と看護をする人，表情豊かな人，そばに来ると暖かい人など心温まる人たちだった．

いつもさりげない言葉かけでコミュニケーション能力が高く，母がとても大切にされていることがよく伝わり，心からうれしく思った．

病院の皆さんは家族のようで，このままいつまでも，母と一緒にお世話になりたいという思いでいっぱいになっていた．

5　古屋医師との対話

古屋医師とは長年，医療・ケアの活動でお世話になっているが，いつもと違う筆者を何かと心配しながら往診の誘いがあった．山々の風景をみながら訪問診療に同行し，それぞれの家庭の事情や疾患に触れると，訪問先のご家族の現実を受け止めて淡々と生活している姿に，あるがままに自然に生きることの大切さをしみじみと感じとることができた．

車中では，ゆっくり時間が流れ，古屋医師は筆者の心情を理解し，さまざまな角度から語りかけてくれた．その何気ない言葉や日常の出来事は心の安らぎとなり，自然と心が癒され，やがて自分の心を取り戻していた．患者家族を思う医師のさりげない気遣い，優しさを強く感じ心が温まった．

6 病院での生活

現状を受け止め，病院生活に馴染み宿泊するようになった筆者は，自然に忙しい看護師の手伝いをするようになっていた．同室の皆さんの，家庭の事情を感じながら，自然と親族のような気持ちが湧いた．どの方も，それぞれの思いを秘めて今を懸命に生きていた．

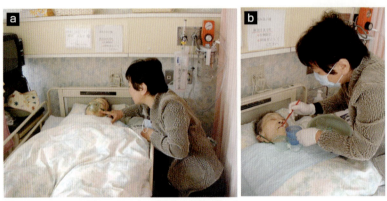

図Ⅲ-3-4 母，入院10日目（2009年11月16日）

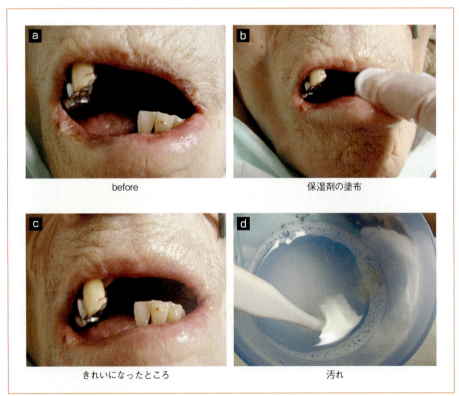

図Ⅲ-3-5 入院中の口腔ケア
口唇にも痂皮が付着する．

7 終末期の口腔ケアの大切さ

母の口腔内は乾燥し痰も多く，口腔内に付着物が頻繁につき，口唇に痂皮も付着するため口腔清掃・粘膜ケアが欠かせない．ケアすることで呼吸も楽になる（図Ⅲ-3-4，図Ⅲ-3-5）．母は口腔ケアの心地よさをいつも感じてくれていた．

院内の看護師からは口腔ケアの質問や依頼をもらうなど，お役に立つことができた．母の口がいつもとてもきれいで，穏やかな日々を送れていたのが，病院内での口腔ケアの認識をさらに深めたようであった．

8 母の終焉

ゆったりと時間が流れるなか，50日間の入院生活で母は静かに息を引きとった．

深い悲しみ
悲しみが癒えるのには時間がかかるものです
それは人それぞれの時間があります
話したくないときには，聞かないでください
話したいときには聞いてください

Ⅳ 医療・介護の方へのお願い

当事者は最悪のことをいわれたとき，信じたり，そんなことはないと否定したり，意味不明の言動をすることがある．医療者側は「話したのにわかっていない人」と思うだろうが，事情を汲んで，それをやんわり受け止め，聞かれたら何度でもわかりやすく説明していただけるように筆者は願っている．

介護施設では介護に問題ないときは楽しく過ごすことができるが，対応困難な事柄が噴出すると苦情がやんわりと続けて出てくる．できることから考え実行することで，皆が納得でき，少しずつ解決していくように思った．

Ⅴ 介護者として

両親の介護の始まりは，先がみえない闇を歩くような日々だった．忙しく仕事をしている夫や子どもたちには迷惑をかけたくなかった．いつも何気なく大きな荷物をもち続けていたが，家族は筆者のことは大丈夫と思いながらも細やかなサポートをしてくれた．筆者はつらい時は他人になるべくその姿をみせたくなく，気持ちを伝えられない．そんな不器用な性格であることにも気づいた．

後悔は……，忙しいままにじっくり，ゆったりと両親と向かい合い会話していなかったことや，感謝の言葉が足りなかったことである．

1 父は

　父は軍人だったが，頭脳明晰（筆者はそう思っている）で家事も当たり前にこなし，病気になるまで車も運転し母のサポートをしていた．

　それまで特別の病気もなく過ごしていた父が難病を発症し，短期間でこの世を去ったが，後になると父らしい最期であったと思う．筆者のことを気遣っていたのかもしれない．

2 母は

　筆者は幼いころから母に抱きしめられて育てられた．母はいつも家族のそばにいたいと願っていたように思う．3人の孫（男子）を優しく忍耐強く面倒をみ，多忙な筆者のサポートもしてくれた．

　そんな母の旅立ちは忙しい筆者がやっと一段落した時期だった．その時を待っていたのかもしれない．

　両親はいつも，筆者の家族のことが楽しみであったようだ．

病院での看取り

　介護や終末期のあり方の議論が多々あるが，本人や介護する側・家族の事情や病態によって左右されることはいうまでもない．そのときどきでその家庭のベストの方法を模索して決まる．

　両親の看取りは病院であった．そのときどきの状況のなかで悩み，選択したが，改めて病院での役割・看取りの多様性を知ることになった．

　地域に根差した小規模の病院では細かな事柄が臨機応変に対応できる．その場は家庭のようで家族が安心できる看取りの場となっていた．今後もこのような居場所の多様性が進化し，人々の穏やかな最期の場としての病院の役割が求められていくと思うし，そうなることを願っている．

〔牛山京子〕

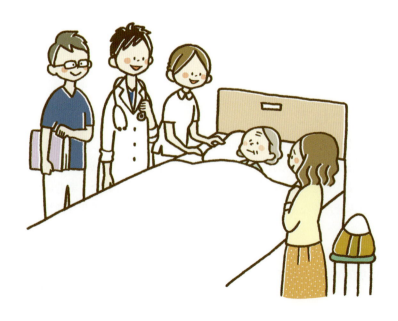

強制栄養と看取りをめぐって

4 人工的水分・栄養補給法や手術，看取りを含めて
―人生に寄り添う食支援を考える―

 人工的水分・栄養補給法の適応とは？

大きく疾患の急性期から亜急性期と慢性期に分けて考える．

1 疾患の急性期から亜急性期

　病初期より「口から食べる・食べさせる」ことに全力を傾けても，摂取量を十分確保できなくて，エネルギーバランスが負になっている場合があり得る．それがとくに疾患急性期で，添加物（話題のMCTオイルなど）や各種栄養補助食品でも補うことができないなら，カロリー不足のため積極的なリハビリテーションに耐えられず，予後が改善しないので，細い径の管での経管栄養の併用，または胃ろう，さらには中心静脈栄養など，いわゆる「人工的水分・栄養補給法（artificial hydration and nutrition：AHN）」を考慮する．安定した水分・エネルギー摂取を保証した場合，日々の身体活動およびリハビリテーションに必要なカロリーを確保できることで，筋肉のさらなる廃用を防ぎ，呼吸や姿勢保持や摂食機能を向上させて，経口摂取再獲得への道を開く．

　脳卒中急性期では，系統的，包括的な摂食嚥下リハビリテーションにより，90％以上の患者が経口摂取を再獲得できることが，すでに示されている[1]．適切な栄養方法に転換せず，急性期の薬剤投与にあわせてカロリーの足りない末梢輸液を漫然と続けて，患者をベッドにしばりつけていることは，世のなかの一般病院にいまだあふれかえっているが，日本の医師はその弊害に鈍感である．残念ながらわが国では，患者サイドだけでなく医療者にこそ「点滴神話」が残っている．急性期から亜急性期は胃ろうを含め「よりよく離脱するための人工的水分・栄養補給法」が必要なのである．

2 慢性期

　人工的水分・栄養補給法は経口摂取によるカロリー摂取が不十分な患者に対し，「エネルギーバランスを正に保つこと」を主眼に適応となり得るが，「水分や薬剤の投与経路を確保すること」もたいへん重要である．すぐに脱水に陥りやすい在宅患者にとって，安定して水分を供給できて薬剤も投与できるルートがあることは，安易に入院させずに在宅生活を継続できるポイントとなる．

　人工的水分・栄養補給法のなかで必要カロリーを供給できる具体的な方法には，以下のものが

表Ⅲ-4-1 人工的水分・栄養補給法の特徴

	特　徴	問　題
経鼻経管栄養	簡便，手術を経ずにすぐ開始できる	管による違和感，それ自体に誤嚥のリスク上昇，頻回の管の交換の必要性，誤挿入の危険
胃ろう(PEG：経皮内視鏡的胃ろう造設術)	比較的安定，手術は経内視鏡的，施設などの受け入れがよい	逆流による誤嚥は回避できない．胃切除後、重度食道裂孔ヘルニアは適応困難
腸ろう	手術は経内視鏡的か開腹手術	管の交換に入院が必要で，管が細いのでつまりやすいなどトラブルは起きやすい．施設での受け入れが難しい場合がある
経皮経食道胃管挿入術(PTEG)	手術は経皮的でエコーを用いるがやや時間がかかる．胃ろうの造設しにくい症例に適応	管が長くて細いのでつまりやすい。管の交換にも時間がかかる
間欠的口腔食道経管栄養法	咽頭部麻痺があるものの，嚥下機能の回復が見込める場合に適応．管が常時留置されない	日常的に頻回挿入となり，医療者の決定的関与が必要(本人や家族の施行も不可能ではない)．誤挿入の危険
中心静脈栄養法	消化管のがんや閉塞など消化管を使えない症例に適応	当然清潔操作が必要とされ，介護者の負担は大きく，普段から医療者の関与が必須となる．感染による発熱や交換など，病院に入院せざるを得ないことも多い

あげられ，それぞれの特徴は表Ⅲ-4-1にまとめる．

> 主として腸管を使うもの
> ①経鼻経管栄養
> ②胃ろう(percutaneous endoscopic gastrostomy：PEG)
> ③腸ろう
> ④経皮経食道胃管挿入術(percutaneous trans-esophageal gastrotubing：PTEG)
> ⑤間欠的口腔食道経管栄養法(intermittent oro-esophageal tube feeding：OE法)
>
> 血管を通じて栄養を行うもの
> ⑥中心静脈栄養法

　中心静脈栄養法には頸部鼠径部などから太い静脈にそのままカテーテルが留置されるものと，四肢の末梢静脈からもっと長いカテーテルを留置する末梢挿入型中心静脈カテーテル(peripherally inserted central catheter：PICC)がある．前者においては挿入部を皮膚に露出させないポートを設置することも可能で，この場合には日々の穿刺にかかわる介護者や医療者の負担や，材料費などの経済的なことも問題になりやすい．

Ⅱ 手術の適応とは[2]？

　さまざまな栄養・リハビリテーションの努力によっても，永続的にエネルギーバランスを正にできないと見込まれる場合で，しかしいわゆる「人工的水分・栄養補給法」でなく経口摂取でエネルギーをとっていきたいときに手術は考慮され，当然頭頸部外科に依頼される．
　嚥下における一部機能に障害が高度である場合に，嚥下機能改善手術(輪状咽頭筋切断術，喉頭挙上術など)が考慮され，術後もリハビリテーションを続けることで，機能回復が期待される．

しかし，加齢による嚥下機能の生理的低下や，ベースの栄養状態や筋力，基礎疾患の進行などの要素により，手術の成否にかかわらず期待される効果がでないことがあり，また一時的な効果がみられても再度のダウンスロープをまぬがれない．したがってまた同じ問題に直面することが高頻度にあり得る．

どのような努力でも，誤嚥を防止できず，経口摂取が障害される場合で，発声機能を犠牲にすることが許容できるなら，誤嚥防止手術（気道食道の分離）が考慮される．喉頭を摘出するものと温存するものとがあるが，いずれの術式でも発声機能は失われ，気管孔が造設される．誤嚥は防止できるが，経口摂取を保証するものではない．

発声を含めたコミュニケーションに難があり，誤嚥がはげしくて，呼吸が障害されたり，たびたび誤嚥性肺炎になったりして，しかし経口摂取が本当に楽しみであろう患者，といった場合に，家族・医療者を含めて慎重に議論されて適応が決まる．しかし「本人の意思をきちんと確認できない」場合には，「代理決定」という重要な問題が生じる（後述）．

「胃ろう」をめぐる諸問題

今回の書籍では胃ろうについて別の項（p.74）で洪先生が詳述してくれているが，改めて概観する．
1980年代にアメリカで登場した胃ろう（PEG）はわが国において，特異な展開をみせた．認知症高齢者など経口摂取困難に直面する本人の意思が確認されない場合においても，ベルトコンベアに乗ったがごとく胃ろうが造設され，さらに高齢者施設に送られていった．家族の介護や介護保険サービスを利用してあたたかく看られている方も多いが，実は不可能ではなかった経口摂取を遮断され，さらに意思決定を行った家族にその後面会されることもなく，施設で暮らす高齢者も少なからず現れた．また，もちろん胃ろうになったからといって不顕性誤嚥からの誤嚥性肺炎から免れるものでない．現在，胃ろう造設については反省期に入っており，診療報酬も含めて検討・改変も進んでいるが，そもそも人生における一大決定事項が診療報酬の動きや施設入所の都合で制御されるとすれば，「人の幸せに貢献する」はずの医療の本義に反する．

現在のわが国での問題を以下に整理する．

①経口摂取困難者を適切に評価・リハし，良好な栄養状態にもちこむための相談できる仕組みや人やスキルが，またその広報が不足している（だからこそこの書籍の出版意義がある）．
②「胃ろう造設」を「口から食べるか食べないか」に究極的二者択一の問題と勘違いしている医療者が多く存在する．この根底には日本の医師の「食」に対する関心の薄さと知識の不足がある．そのため，「胃ろうを造設」したら「口から食べてはいけない」と主張されたり，誤嚥性肺炎になったら「口から食べさせたからだ」と家族を叱りつけたりと，このような残念な例が散見される．
③経口摂取が困難になった場合「どこで暮らしていけるか」が問題となり，介護的課題を（見た目）解決して特別養護老人ホームなどの施設に安定させて送るために，「胃ろう造設」が施行されてきた経過もある．
④「胃ろう造設」が内視鏡下でできる観血的処置の1つの花形として，医師の間でもてはやされ，また画期的解決方法として患者サイドにみえた時期があることは否定できない．この根底には「真の患者のための医療とは何だろうか？」という議論が足りていない現状もあると思う．

IV 患者決定権とアドバンス・ケア・プランニング

　人工的水分・栄養補給法の適応においても手術においても，最も重要なことは「患者決定権の尊重」つまり「当事者主権」である．こと医療処置のみならず，ケアの取り組み全体についてアドバンス・ケア・プランニング(advance care planning：ACP)の概念が広まりつつあり，キュア中心の医療界は大きな変革をせまられている．
　ACPについては国立長寿医療センター在宅医療連携部のページから解説を引用させてもらう[3]．

 アドバンス・ケア・プランニング(Advance Care Planning)
- 意思決定能力低下に備えての対応プロセス全体を指す
- 患者の価値を確認し，個々の治療の選択だけでなく，全体的な目標を明確にさせることを目標にしたケアの取り組み全体
- アドバンス・ケア・プランニングは，インフォームド・コンセントが同意書をとることだけでないように，アドバンスディレクティブ(事前指示)の文書を作成することのみではない
- 患者が治療を受けながら，将来もし自分に意思決定能力がなくなっても，自分が語ったことや，書き残したものから自分の意思が尊重され，医療スタッフや家族が，自分にとって最善の医療を選択してくれるだろうと患者が思えるようなケアを提供すること

　人工的水分・栄養補給法の適応について，紹介が遅れたが，日本老年医学会から高齢者ケアの意思決定プロセスに関するガイドラインが出ている[4]．このガイドラインは人工的水分・栄養補給法の適用に際してのプロセスを提案しているわけだが，なかでも生命維持につながる医学的介入の差し控えおよび中止について初めて触れられたことが重要であり，ご一読をお勧めする．

V 代理決定について

　アドバンス・ケア・プランニングに続く代理決定の問題について，胃ろうを例として取りあげる．
　「胃ろう造設」は疾患急性期の患者にとっては栄養状態改善の画期的ツールであることは前述したが，加齢・慢性疾患の患者にとってはどうだろうか？
　胃ろう造設の適応について結論から先に申し上げると，「患者にとってその後に幸せな生活が待っているか？」ということと「それをどのように考えて自分で決定できるか」もしくは「それまでの生き方がその決定に反映されていると考えることができるか？」ということに尽きると考えられる．
　よい適応の例を以下にあげる．

- 胃ろうの造設により，水分や栄養を調節して摂ることができ，むしろトレーニングしながら好きなものだけ経口摂取できる「楽しみ食べ」を安定して行える．
- たとえ「楽しみ食べ」ができなくても，患者を看ていく家族が，満足し安心してケアを続け，あたたかい時間を長くもつことができる．

　「胃ろう造設」について，患者本人が決定できない状況にあるとき，どのようにこの適応を決定するか，という点がすなわち「代理決定」の問題であるが，家族に加えて，それまで患者にかかわっ

表Ⅲ-4-2　本人同意がなく胃ろう造設を検討する場合

ケース	注意点	備考
家族に加えて，生活背景やこれまでの経過を把握している医療職や介護職が関与する	病院の医療従事者による「現在の状態像から得られる情報」だけに基づく検討では不十分	代理意思決定者として真にふさわしいのは「患者の意向を最も代弁してくれる人」
過去に発せられた言葉や人生観，近親者の疾病や死に際しての言動等を手がかりとする	"受けたくない医療行為"を類推できる情報が貴重	患者にとって苦痛を伴う医療行為を「家族が同意したから実施が許容される」とは短絡できない
食形態・介助方法などのケア介入や嚥下リハビリを施行した上で，嚥下機能を評価する	「肺炎を繰り返していることは重大な事態」，「このまま食べられなければ死に至る」という説明に止まらないケア介入やアセスメントが不可欠	
介入後の全身状態（嚥下機能を含む）や想定される療養場所，生活状況，QOLを吟味する	術後生存率や全身状態の改善可能性を検討	医療が療養場所の決定に大きな影響を及ぼす
	ケアの継続やリハビリについて実行可能性を検討	数字の高低を造設の適否に短絡するのではない

文献5)より作成

てきた医療者や介護者（とくに在宅医療系）が意思決定支援に参加する仕組みが提示されている（表Ⅲ-4-2)[5]．また文献6)でイギリスにおけるGP（general practitioner）のかかわりが紹介されていて「治療方針の決定は，患者・家族と，サービス利用者の「代理人」を担うGPとの二人三脚で行われるべきものというのが，われわれの共通理解です」と澤 憲明医師が述べている．いずれも医療者には患者の「疾病にそって」でなく「人生にそって」この問題をともに考えることが求められている．

Ⅵ　看取りについて

　もしも，人工的水分・栄養補給法が患者本人の生き方にそぐわず，そのことにおける関係者のコンセンサスが得られるなら，「このままできるだけ口から食べて，それが不可能になったら命の灯が消えるときである」という穏やかで自然なケアを医療介護関係者は提供することができる．このケアは在宅においてはたいへん自然なものであるが，ときに病院においては違和感のあるものになることがある．いわく「点滴も何もしないのでは病院にいる意味がない」など．最後のときをどこで迎えるかについて，在宅や施設など生活の現場で，という方向ははっきり打ち出されていて徐々にその流れは太くなっているようだが，「亡くなるのなら家がいいか病院がいいか？」という論議を超えて「どこで亡くなるにしても，どこにおいてもベストケアを受けることができる」ということが重要だと思われる．

　たとえいつか口から食べられなくなっても，排泄と口腔と整容，この３つのケアが正確に行われ，最期のときを大事な人たちと共有しながら逝くことができれば，また医療者として送ることができれば「幸せな最期」を実感できるものとなるだろう．

　ときに，手段としての少量の皮下輸液が，家族を安心させ，患者の最期に余裕をもって向かい合ってもらえるようなツールとなることがある．

VII 「口から食べること」は患者の権利である

　「口から食べること」は清潔でいること，コミュニケーションが保証されることとともに，まず「生きていくために」最も大切な人間としての権利である．われわれ医師が，入院時にむやみに「絶食」と宣言することは，十分な栄養を保証しない患者においては「死ね」ということに等しい．きちんとした評価や方策をもたない「絶食宣言」は人権侵害であるといえる．医療は「人を幸せにする」ためにあり，その目標をもってわれわれは医療者になったはずである．「口から食べる幸せを，いつどんなときにも支援していけること」はわれわれ医療者の最大のミッションの1つではないかと考える．またその共通目的に向かって患者・家族・医療介護関係者がひとつになって取り組めることが，「患者中心」のケアを超え，「人が人を支える」本来のケアの中核的活動になれるのではないだろうか．

参考文献

1) 小山珠美, 黄金井　裕, 加藤基子：脳卒中急性期から始める早期経口摂取獲得を目指した摂食・嚥下リハビリテーションプログラムの効果．日摂食嚥下リハ会誌, 16（1）：20-31, 2012.
2) 日本耳鼻咽喉科学会：嚥下障害診療ガイドライン　耳鼻咽喉科外来における対応 2012年版. 2012年5月15日公開, 2012.
3) 国立長寿医療センター在宅医療連携部：アドバンス・ケア・プランニング（Advance Care Planning）に関する解説．
http://www.ncgg.go.jp/zaitaku1/eol/acp/acp.html
4) 日本老年医学会：高齢者ケアの意思決定プロセスに関するガイドライン　人工的水分・栄養補給の導入を中心として．平成24年6月27日公開, 2012.
5) 川越正平：第16回日本在宅医学会大会佐藤智賞受賞優秀演題　実践報告：本人意思が確認できない患者のための意思決定支援の方法〜時間軸を踏まえ医療と介護を統合するアプローチの普及を目指して〜. 2014.
http://aozora-clinic.or.jp/pdf/taigai/20140301.pdf
6) 川越正平, 澤　憲明, 堀田聰子：週間医学界新聞　クロストーク　日英地域医療　第6回　地域へアウトリーチする専門家チームの存在．第3122号　2015年4月20日．
https://www.igaku-shoin.co.jp/paperDetail.do?id=PA03122_06

〈古屋　聡〉

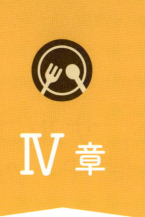

Ⅳ章

病院でも在宅でも医療機器を活用する

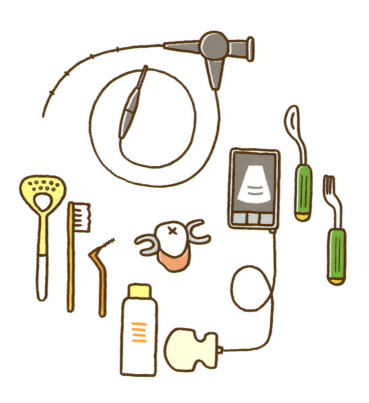

病院でも在宅でも医療機器を活用する

1 摂食嚥下，サルコペニアにもエコーの時代，みんなが現場で使いこなせ！

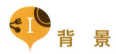
I 背景

　古代ギリシア時代，機能解剖学的な診断を基礎に治療し西洋医学の基礎ともいわれるクニドス派と，環境因子や食事と健康の関係で治療したヒポクラテス派があった[1]．日本では，蘭学と漢方の脚気（ビタミンB_1欠乏によるさまざまな症状）の病態解釈と治療方法の争いの歴史にも似る．前者（クニドス派，蘭学）を"医（キュア）"，後者（ヒポクラテス派，漢方）を"食（ケア）"として分離解釈された時代もあった．食に対するキュアの目的は，栄養を入れること．その手段は，点滴，経鼻胃管，胃ろうなどがある．一方，ケアの目的は，食の楽しみ，人生，生活を豊かにすること．その手段は，口から食べることをサポートするためのさまざまな方法がある．両者の技術は，異なる文化・理念に基づく専門的経験値によるところが多く，建設的な議論を進めることはしばしば困難であった．

　本項では，食支援という観点において，現代のキュアとケアの技術の一般化を目指して，誰もが使用可能である超音波診断装置（以下，エコー）を利用した方法[2]のうち，嚥下評価，サルコペニア評価，ヘルスケアエコーを紹介する．

II エコーは誰が使用可能か？

　エコーはそもそも「医薬品医療機器等の品質，有効性及び安全性の確保等に関する法律（旧薬事法）」のClass IIで，電子体温計や電子血圧計と同じ分類の非侵襲型の医療機器である．公的保険診療範囲内では医師，看護師，准看護師，臨床検査技師，診療放射線技師が実施できる．一方，公的保険診療外であれば，医師，看護師はもちろん，歯科医，療法士，介護士，管理栄養士，一般人など誰でも使用できる[3]．最近は，タブレットやスマートフォンに接続して使用するタイプのポケット型超音波診断装置（以下，ポケットエコー：図IV-1-1）も開発・販売され，その販売価も急激に下がっている．家電量販店でエコーが販売される時代も近いかもしれない．

IV. 病院でも在宅でも医療機器を活用する

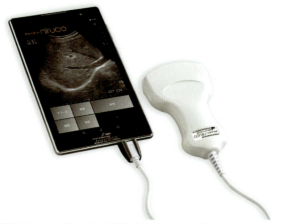

図Ⅳ-1-1　タブレットで使用するエコーの一例
2016年7月に販売開始となった「ポケットエコーmiruco」．日本シグマックス社，定価169,900円(税別)．

エコーによる嚥下評価(図Ⅳ-1-2)

　エコーによる嚥下時の舌の運動評価の歴史は古く，初の報告は1920年である[4]．以後，舌運動，オトガイ舌骨筋の形態[5]と運動[6]，舌骨運動[7]，喉頭の挙上[8]などのさまざまな評価方法が提唱されてきた．今回は，初学者でも実施しやすい嚥下時の舌運動の評価の導入を紹介する[9]．

　まずは，顎下にエコープローブを当てる(図Ⅳ-1-2 a)．この時に描出されるエコー画像(図Ⅳ-1-2 b)で舌の上側(舌の表面)を確認する．嚥下運動を行い，エコーのM mode(図Ⅳ-1-2 c)で，舌の上下運動の波を確認する．詳細は文献を参考されたいが，嚥下第Ⅰ期と第Ⅱ期の速度を確認することで，嚥下機能を評価する．

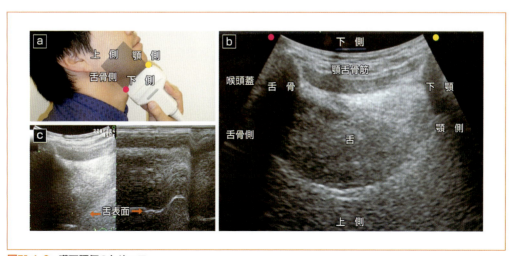

図Ⅳ-1-2　嚥下評価のためエコー
a 外観像・エコー画像との関係，b B mode画像，c M mode画像．

101

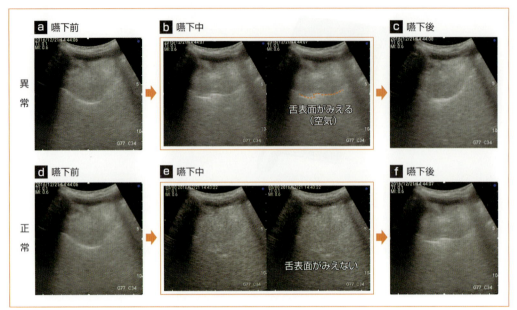

図Ⅳ-1-3　嚥下時の異常な舌圧（舌の位置）と正常な舌圧（舌の位置）

　また，嚥下第1期の口蓋への十分な舌圧は嚥下機能にとって重要であるが，その評価方法は確立されていない．嚥下時に舌と口蓋が十分に接している場合は，不連続な白いラインあるいは舌表面の認識ができなくなる（正常）．しかし，嚥下時に舌が口蓋に十分に押しつけられていない場合は，舌と口蓋の間に空気の層が入り込むため舌表面に鮮明な白いラインが描出できる（異常，図Ⅳ-1-3）．この方法はまだ十分に検証されていないが，エコーで異常を認めた場合，経験上は嚥下障害に対して特異度が高いと予想している．2013年にはベッドサイドや在宅で実施可能なポケットエコーを利用した本方法による嚥下評価の試みも報告されている[10]．舌運動は嚥下造影検査や嚥下内視鏡検査などでは評価が困難であり，エコーの有用性が期待される．そのほかにも，気管内への誤嚥物のエコー描出[11]，嚥下後の咽頭残留[12]，ベッドサイドでの肺エコーによる肺炎の診断精度が単純X線よりも高いこと[13]，エコーによる患者へのbiofeedbackを利用した嚥下・発声リハビリの試み[14]も報告されており，今後在宅の現場など医療機関外でも活用されることだろう．

エコーによる経鼻胃管の評価

　本書の読者諸君は，栄養のために経鼻胃管を挿入・管理することを最小限にしたいと心より思っていることだろう．経鼻胃管の留置自体が嚥下を困難にさせてしまう．適切な嚥下リハビリテーションが入らない状態で，"経鼻胃管が留置されている"という理由だけで"食の自立や楽しみ"を諦めることにはならない．一方，周術期，ICUなど患者の栄養状態を適切に保つためには，中心静脈栄養よりも腸管を使用した栄養補給のほうが生体に対してより望ましいことも周知である[15]．社会の高齢化と医療のシステムの変化に伴い，在宅医療・看護でも誤嚥性肺炎など急性期の病態をマネジメントしていく機会が増えていくが，適切な栄養状態を保つために，一時的に経鼻胃管

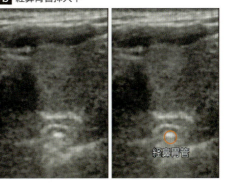

図Ⅳ-1-4 エコーによる頸部食道内の経鼻胃管の確認方法
経鼻胃管は食道内では，チューブ内の空気がハレーションを起こして白く（高輝度）描出される．挿入中のチューブを軽く揺する動きをエコー画面上で評価することで，確実な食道内への挿入・留置を確認できる．

を留置する場面はきっとあるだろう．経鼻胃管挿入の確認には，単純X線写真などの画像診断や胃液吸引・空気注入音の確認など複数の方法によるより確実な確認が推奨されているが[16]．単純X線写真を在宅で実施することは金額・運搬・操作の面で簡単とはいえない．今回は，エコーによる経鼻胃管の留置確認の具体的な方法（頸部食道内のチューブの確認，胃内における確認）のうち[2]，頸部食道内チューブの確認方法を紹介する（図Ⅳ-1-4）．現在は，その精度を確認する研究を進めている．在宅において，普段マネジメントしている患者・家族と信頼関係が構築されている医師や看護師などの医療者が，現地で解決できる手法の1つとして紹介する次第である．

Ⅴ エコーによるサルコペニアの評価（図Ⅳ-1-5）

サルコペニアの評価で筋肉量減少の評価は必須となるが，DEXA，BIA，CT，MRIによる評価はけっして容易とはいえない．エコーによるサルコペニアの評価は，腹直筋や大腿直筋の測定が報告されている．今回は，その精度がCTと遜色がなく[17]，ほかの方法に比べると簡易でかつ在宅でも評価可能な大腿直筋の評価方法を紹介する．大腿直筋の評価は，高齢者[18]や外科術後の入院患者[19]の機能評価やCOPD患者[20]の生命予後との関係が報告がされている．なお，使用するプローブはリニア型でもコンベックス型でも精度は変わらない[21]，また測定指標も大腿直筋の断面積あるいは深部方向への直径[22]でよいと報告されている．現場では，握力や大腿四頭筋筋力測定などと併用することで，利用者のやる気向上にも寄与できる可能性がある．そして，その活用場所は，集中治療室から暮らしの保健室などの医療カフェまで非常に幅広く広がるだろう．

Ⅵ 一般社会で使用されるエコー

2008年には，体脂肪測定・筋肉量測定を目的としたエコー開発の報告がされた[23]．2015年に

103

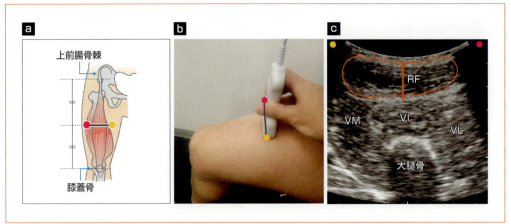

図Ⅳ-1-5 サルコペニア評価のための大腿直筋の計測方法（タブレットエコーによる画像）
a プローブを当てる位置 ●━━●，上前腸骨棘と膝蓋骨の中間，**b** 外観像，**c** B mode画像．
RF：大腿直筋，VM：内側広筋，VL：外側広筋，VI：中間広筋．

は日本でもフィットネス・クラブなどでもエコーが利用されている．利用者満足度を高めるために，非医療者が腹部にプローブを当てて皮下組織と筋組織の厚さの比を計測することで，隠れ肥満などの判断を実施している．適切な栄養を促すためには適切な運動が大事であるが，嚥下，サルコペニア評価を超えて，運動サポートとしてのこのような使用方法も非常に興味深い．すでに，非医療者が膝関節内の液体貯留の有無をエコーで確認し，液体貯留があれば医療機関へ受診するといった受療行動が都会の一部では始まっている．

このように，エコーはすでに誰にでも利用されている時代となった[3]．安価かつ高性能となったエコーは，医療資源に乏しい国や地域において，有益かつ希少な医療機器として今後ますます重宝されるだろう．一方，インドや中国などでは，胎児のエコーによる性別判断と堕胎の関係も示唆され，エコーが広く普及することへの危惧も提言されている[24,25]．

そして，あらゆる医療機器を非専門職が利用可能になり始めた現代において，日本では2016年4月からヘルスケア人材育成協会主催の多職種によるエコー利用の質の担保と地域での運用ルールづくりを目指した教育コース（ポケットエコー・ライフ・サポート：PELS Pocket Echo Life Support）の第1弾である看護師向けの膀胱エコー教育シリーズが開始となった[26]．今後，経鼻胃管の確認嚥下，誤嚥性肺炎，サルコペニアなどにも対応したコースが開催されることを期待したい．

おわりに

本項では，嚥下，サルコペニアに関するエコーの使用方法の一部を提示した．日本は食事という脚気の治療方法を先に提示した漢方と，その病態を明確に解明した蘭学が有機的に融合した歴史がある．今後は，"みんな"がエコーを自由かつ節度をもって使う時代を迎えることで，"医（キュア）"と"食（ケア）"を融合するような現場独自の利用方法が提案され，新たな時代をリードしていくであろう．

参考文献

1) 梶田　昭：医学の歴史，講談社，東京，2003.

2) 小林　只，加藤博之（監）：ポケットエコー自由自在―ホントに役立つ使い方―，中外医学社，東京，2013.

3) Kobayashi T, Kato H：Development of pocket-sized hand-held ultrasound devices enhancing people's abilities and need for education on them. Journal of General and Family Medicine, 17 (4)：276-288, 2016.

4) Layton T：Case of Lupus of the Tongue and Larynx. Proc R Soc Med, 13 (Laryngol Sect)：119, 1920.

5) Baba T, Goto T, Fujimoto K, et al：Age-related changes in geniohyoid muscle morphology predict reduced swallowing function. Journal of Oral Health and Biosciences, 30 (1)：18-25, 2017.

6) Yabunaka K, Konishi H, Nakagami G, et al：Ultrasonographic evaluation of geniohyoid muscle movement during swallowing：a study on healthy adults of various ages. Radiological physics and technology, 5 (1)：34-39, 2011.

7) Yabunaka K, Sanada H, Sanada S, et al：Sonographic assessment of hyoid bone movement during swallowing：a study of normal adults with advancing age. Radiological physics and technology, 4 (1)：73-77, 2010.

8) Kuhl V, Eicke MB, Dieterich M, et al：Sonographic analysis of laryngeal elevation during swallowing. Journal of neurology, 250 (3)：333-337, 2003.

9) 冨井康宏，上原敏志，鳥居孝子，他：超音波装置を用いた嚥下動態評価. Neurosonology：神経超音波医学, 23 (1)：5-8, 2010.

10) Wojtczak J, Bonadonna P：Pocket mobile smartphone system for the point-of-care submandibular ultrasonography. Am J Emerg Med, 31 (3)：573-577, 2013.

11) Miura Y, Nakagami G, Yabunaka K, et al：Method for detection of aspiration based on B-mode video ultrasonography. Radiol phys Technol, 7 (2)：290-295, 2014.

12) Miura Y, Nakagami G, Yabunaka K, et al：Detecting pharyngeal post-swallow residue by ultrasound examination：a case series. Med Ultrason, 18 (3) 288-293, 2016.

13) Schenck EJ, Rajwani K：Ultrasound in the diagnosis and management of pneumonia. Curr Opin Infect Dis, 29 (2)：223-228, 2016.

14) Blyth KM：Using ultrasound visual biofeedback to improve swallow and speech outcomes following tongue surgery. 2015.

15) Guidelines for the use of parenteral and enteral nutrition in adult and pediatric patients. American Society for Parenteral and Enteral Nutrition. JPEN J Parenter Enteral Nutr, 17 (suppl)：1SA-52SA, 1993.

16) 医薬品医療機器総合機構：経鼻栄養チューブ取扱時の注意について. PMDA医療安全情報, NO. 42, 2014年2月.
http://www.mhlw.go.jp/file/05-Shingikai-11121000-Iyakushokuhinkyoku-Soumuka/0000040376.pdf

17) Thomaes T, Thomis M, Onkelinx S, et al：Reliability and validity of the ultrasound technique to measure the rectus femoris muscle diameter in older CAD-patients. BMC Med imaging 12：7, 2012.

18) Berger J, Bunout D, Barrera G, et al：Rectus femoris (RF) ultrasound for the assessment of muscle mass in older people. Arch Gerontol Geriatr, 61 (1)：33-38, 2015.

19) Mueller N, Murthy S, Tainter CR, et al：Can sarcopenia quantified by ultrasound of the rectus femoris muscle predict adverse outcome of surgical intensive care unit patients as well as frailty? A prospective, observational cohort study. Ann surg, 2015.

20) Seymour JM, Ward K, Sidhu PS, et al：Ultrasound measurement of rectus femoris cross-sectional area and the relationship with quadriceps strength in COPD. Thorax, 64 (5)：418-423, 2009.

21) Hammond K, Mampilly J, Laghi FA, et al：Validity and reliability of rectus femoris ultrasound measurements：comparison of curved-array and linear-array transducers. J Rehabil Res Dev, 51 (7)：1155-1164, 2014.

22) Agyapong-Badu S, Warner M, Samuel D, et al：Anterior thigh composition measured using ultrasound imaging to quantify relative thickness of muscle and non-contractile tissue：a potential biomarker for musculoskeletal health. Physiol Meas, 35 (10)：2165-2176, 2014.

23) 福田　修，椿井正義，佐藤広徳，他：体脂肪・筋肉量測定を目的としたヘルスケア用超音波エコーの開発. 医療機器学, 78 (3)：113-124, 2008.

24) Arnold F, Kishor S, Roy TK：Sex-selective abortions in India. Popul Dev Rev, 28 (4)：759-785, 2004.

25) Sippel S, Muruganandan K, Levine A, et al：Review article：Use of ultrasound in the developing world. Int J Emerg Med, 4：72, 2011.

26) ヘルスケア人材育成協会（監修）. ポケットエコー・ライフ・サポート教育シリーズ みるミルできるポケットエコー 1. 膀胱, 中外医学社, 東京, 2016.

（小林　只）

病院でも在宅でも医療機器を活用する

2 急性期から在宅までにおける歯科と嚥下内視鏡の活用法

Ⅰ 過去に歯科が行ってきた訪問歯科診療

　従来の歯科医院は，歩いて受診できる方がほとんどで，歯科医師は全身状態の低下した患者の治療を行うことはまれであった．歯科医院はエレベーターのない建物の2階にあることも多く，歩行困難な患者の来院を想定していなかったことがこの事実からもわかる．すなわち，今まで歯科は重篤な疾患を抱えた患者の治療にはノータッチだったため，歯科以外の疾患について学習する必要性が低かったといえる．

　そのため，歯科から主治医への問い合わせといえば，出血傾向のある患者の観血処置の可否をたずねる内容が多かったのではないだろうか．近年，訪問歯科診療を求められることも多くなってきた歯科医院だが，上記のような環境にあったため，訪問歯科診療に出向いたときでも，多数の基礎疾患を有する患者の治療は苦手な場合も多かった．それゆえ，疾患について主治医とディスカッションすることはまれだったと思われる．

　そのため，訪問歯科診療での治療内容としては，以下の4点が主だった時代があった．

① 義歯の調整
② 保存不可能な歯の抜歯
③ 処置が困難なケースでの口腔ケア
④ 疼痛のある歯牙の疾患に対する処置

Ⅱ 最近の歯科が行う訪問歯科診療とその背景

　現在では歯科大学での学習内容も変わり，全身疾患を有する患者の治療に接する機会も増えた．また，歯科が嚥下内視鏡による摂食嚥下診断を行うことも増えてきたため，歯科医師が口腔内の疾患だけでなく，広く摂食嚥下障害を引き起こす全身疾患や血液検査データ，投薬内容についても学ぶようになってきている．

　当医院では2007年から訪問歯科診療をスタートしたが，その後摂食嚥下診断とリハビリテーションを行うようになり，必要に迫られるかたちで嚥下内視鏡による診断および摂食嚥下障害患

IV. 病院でも在宅でも医療機器を活用する

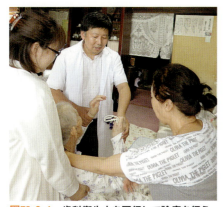

図IV-2-1　歯科衛生士を同行して診療を行う筆者

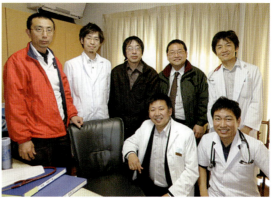

図IV-2-2　ナカノ在宅医療クリニックの医師らとの合同嚥下カンファレンス

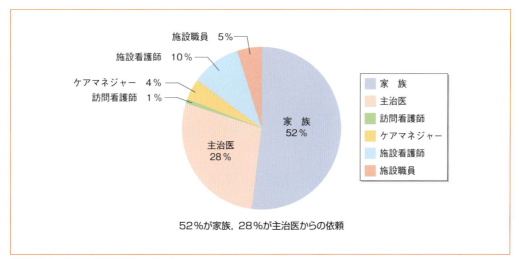

52%が家族，28%が主治医からの依頼

図IV-2-3　嚥下内視鏡検査の依頼元
すべての症例において主治医と連携をとり，嚥下内視鏡による検査を行っている．

　者の病態把握について本格的に学ぶようになっていった．とはいえ，スタートした当初はまだ十分な診断力もなく，大阪大学大学院歯学研究科顎口腔機能治療学教室の野原幹司先生に定期的においでいただき，在宅主治医とともに居宅を回診する医科歯科合同回診から始めていった．
　幸運なことに，同じ地域のナカノ在宅医療クリニックでは，合同回診の前にカンファレンスを開催してくださり，在宅医，訪問看護師，セラピスト，訪問薬剤師とともに学ぶ機会を与えていただいた．その結果，当院歯科医師も徐々に摂食嚥下診療についてのトレーニングを積むことができ，現在では複数の医師から嚥下内視鏡による摂食嚥下診断の依頼を受けるようになった（図IV-2-1〜4，表IV-2-1）．

表Ⅳ-2-1　経口摂取状態の評価（FOIS評価）

FOIS (Functional Oral Intake Scale)
レベル1：経口摂取なし
レベル2：ごくわずかに食品や液体を経口摂取しているが経管栄養に依存
レベル3：粘稠な液体や食品の経口摂取主体で一部経管栄養に依存
レベル4：均一な粘稠度の食事を全量経口摂取
レベル5：さまざまな粘稠度の食事を全量経口摂取しているが，特別な準備や代償が必要
レベル6：さまざまな粘稠度の食事を特別な準備なしに経口摂取しているが，特定の食べ物の制限はある
レベル7：制限なく全量経口摂取

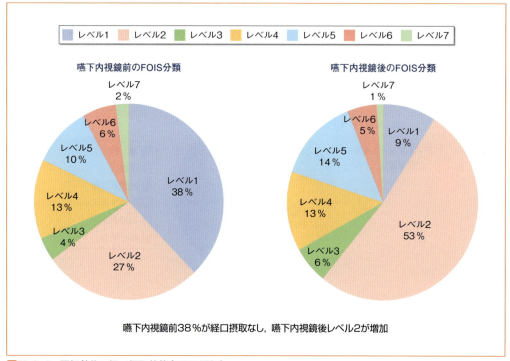

図Ⅳ-2-4　評価前後の経口摂取状態（FOIS評価）
全症例における，嚥下内視鏡を用いた嚥下機能評価前後の経口摂取状態の比較．レベル3からレベル7までの割合の変化は少ないが，レベル1とレベル2の割合が大きく変化し，レベル2の割合，つまり，楽しみ程度の経口摂取と経管栄養の併用の割合が増加している．

Ⅲ　各種医療機関からの依頼内容について

1　急性期病院

- 原因不明の熱発の原因究明
  →誤嚥がないかどうかの確認依頼
- 経口摂取開始が可能かどうか，全量経口摂取移行が可能かどうかの診断
  →どの食形態のものがどれだけ摂取が可能かの確認依頼

急性期においては治療の必要上，嚥下診断が求められる場合，歯科に依頼がある．在院日数も限られており，当医院においては優先的に嚥下診断を行うようにしている．

2 回復期病院

- リハビリテーションの障害となる歯牙疾患の治療，義歯の調整，軟口蓋挙上装置の作製依頼，舌接触補助床の作製依頼

入院期間は比較的長いため，時間的猶予はあるが，リハビリテーションに耐えられる口腔機能の回復を行うには歯科治療，義歯作製，装具作製など，さまざまな歯科治療が必要となる．回復期においてはどちらかというと嚥下診断は主治医に任せ，歯科の役割はリハビリテーションを支える物理的治療による口腔の機能回復を求められることが多い．しかし，食塊形成能，口腔内の清掃状況などについてはカンファレンスにて意見を述べ，セラピストや管理栄養士と協力してリハビリテーションおよび栄養面をサポートしていく．

3 療養型病院

- 在宅復帰していく患者に対する嚥下診断および嚥下リハビリテーション
  →主治医の専門分野によって歯科がどのレベルまでかかわるかは異なる

歯科医師が嚥下内視鏡にて診断して歯科衛生士が口腔ケアおよび嚥下リハビリテーションを行う場合と，歯科医師が嚥下内視鏡にて診断したあとに病棟看護師が嚥下リハビリテーションを行う場合とがある．短期で結果を出していく必要があることも多く，そのためには主治医，看護師，セラピスト，管理栄養士，ケアマネジャー，歯科医師，歯科衛生士にてカンファレンスを行う．最終ゴール設定については患者やご家族の希望・転院先の施設や居宅の状況によっても変わってくるため，医療的判断だけで方針を決定することがないよう，本人やご家族ともソーシャルワーク的視点をもって十分ディスカッションする．

- ターミナルの方への対応
  →ターミナルの方については，誤嚥性肺炎防止のための嚥下診断を行い，日頃の看護師による対応やセラピストによるリハビリテーションの方針に対して，嚥下の立場から情報提供を行う

お亡くなりになる直前に口腔内環境が悪化してきた場合には，看護師による口腔ケアに加えて歯科衛生士による口腔ケアも行うことがある．

- 経管栄養から経口摂取への移行
  →低栄養改善やリハビリテーションの効果により全身状態や嚥下機能に回復が認められた場合には，経管栄養から離脱し，経口摂取に移行するサポートを行う

4 在　宅

- 絶食状態にある経管栄養者の経口摂取開始支援
  → 疾患の一時的悪化により，絶食状態にあった患者の嚥下診断を行うことで，安全に経口摂取をスタートする支援を行う

　経管・経口摂取併用者に対して，嚥下診断を行い，患者が希望する食形態のものが摂取できるよう，食形態をあげていく支援を行う．病院とは異なり，家庭の環境のなかでご家族がつくった食事を使い，ご家族の食事介助による嚥下状態を確認し，その環境下でできることを一緒に考えていく．ソーシャルワーク的視点を重視し，生活のなかで食べる楽しみをみつけていけるよう支援する．

- 進行性疾患による嚥下機能低下の診断
  → 進行性疾患の場合，嚥下機能低下をきたす原疾患の進行により嚥下状態は徐々に悪化していくが，変化する嚥下機能を定期的に診断し，安全に経口摂取できるよう支援を行う

　嚥下リハビリテーションについては，歯科衛生士が行う場合と，訪問看護や訪問リハビリテーションに依頼して行う場合がある．必要がある時には，歯科医師もしくは歯科衛生士がサービス担当者会議に出席し，現在の状態を参加者に伝える．また，居宅療養管理指導を行い，ケアマネジャーに状況を伝えるのも歯科医師および歯科衛生士の重要な役割である．

5 歯科医師が食支援のサポートを行うメリット

　歯科医師が食支援のサポートに入るメリットとしては下記のようなことがある．

① 単にその時の嚥下状態を診断するだけでなく，原疾患，血液検査データ，投薬の影響，内視鏡検査結果，問診視診触診結果などを総合的に判断して今後の予測をすることができ，それを主治医に報告するだけでなく，ご家族やケアマネジャーにも伝えることができ，主治医の負担軽減を図ることが可能．

② 急性期，回復期，慢性期，居宅，施設などさまざまな場所にて診療することができ，医科の算定基準にかかわらず，歯科診療報酬は算定できるので，必要に応じて嚥下診断および嚥下リハビリテーションを行うことが可能．

③ 病院から次の病院・施設や居宅に移った場合でも，継続して診断およびリハビリテーションを行うことが可能．

④ 嚥下診断をする際に，誤嚥するかだけではなく，口腔内の清掃状況，咀嚼機能，食塊形成能なども含めてリスクを診査診断することが可能．

IV　歯科による嚥下診断活用のすすめ

　これまで嚥下診断を行ってきた結果，病院に入院している時点では嚥下障害があり，経口摂取不可と判断された患者でも，実は回復期以降でも嚥下機能は徐々に回復していることがあり，慢

IV. 病院でも在宅でも医療機器を活用する

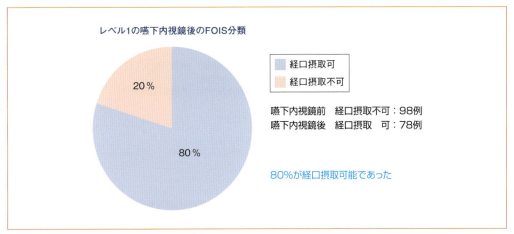

図IV-2-5　経口摂取なし症例の評価後の変化

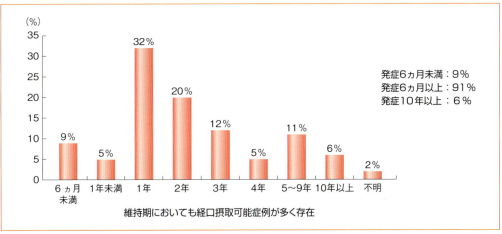

図IV-2-6　経口摂取可になった脳血管疾患の発症年数
発症6ヵ月未満は9％，発症6ヵ月以上が全体の91％となり維持期が主体である．

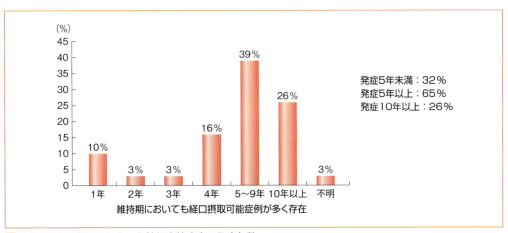

図IV-2-7　経口摂取可になった神経変性疾患の発症年数
発症5年以上が全体の65％であり，発症10年以上も全体の26％を占めている．

111

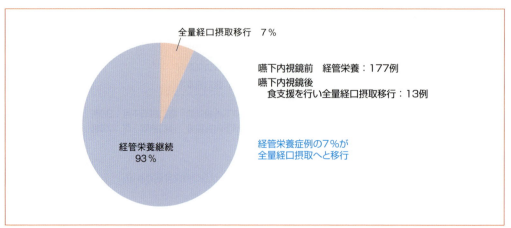

図Ⅳ-2-8　経管栄養から全量経口摂取への移行

性期以降の時期に嚥下診断することで，経口摂取が部分的であったとしても可能になっていたという経験がある（図Ⅳ-2-5〜8）．訪問歯科診療において嚥下内視鏡検査を行うことは患者にかける負担も少なく，普段食べているものを普段食事介助している人が食べさせる状態を観察することができるため，検査を受けるハードルも低い．本項が誤嚥性肺炎のリスク低減か，食支援のために歯科を活用する一助になれば幸いである．

（太田博見）

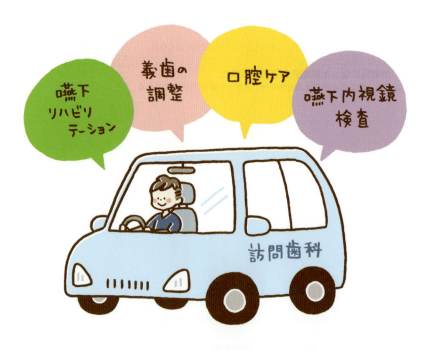

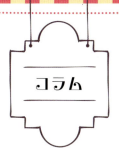

テーブル・スプーン・食具を見直そう！

食具を選定のするための手順

　食具を選定するときには，嚥下機能の状態や摂食状況を理解したうえで行わなくてはならない．このコラムでは患者が自分で食べるための食具の選定について，手順を簡単に説明する．

> **ポイント**
> - 嚥下機能や上肢機能にあった姿勢を決める
> - 上肢機能にあった箸やスプーンなどの食具を選定する
> - テーブルや皿などの位置を決める

細目動作に着目した姿勢調整

　ここでは細目動作，いわゆる食事動作に必要な巧緻動作までの上肢運動と，それに関連した姿勢調整に注目して述べる．姿勢調整の基本的な考え方や食事介助時の静的な姿勢調整については，姿勢調整のコラムを参照してほしい（p.24）．
　身体構造において知っておきたいポイントとしては，"脊柱（体幹）"の位置・動きによって，四肢や嚥下機能のパフォーマンスは変化するということである．よい姿勢では四肢運動の自由度は高くなるが，すべり坐りや傾いた姿勢は四肢運動の自由度が低くなり，手の巧緻運動にも影響することを知っておきたい．
　たとえば，脊柱が後弯する（すべり坐り）と肩甲骨は外転し，上肢の拳上は制限される．反対に脊柱が前弯すると肩甲骨が内転し，上肢は拳上しやすくなり，巧緻運動は行いやすくなる．食事動作に必要な頭頸部や上肢のスムーズな動きを行うには，安定した姿勢と筋活動が必要である．とくに頭頸部や上肢からなる上部体幹の姿勢調整は重要になる（図1）．

食具を選定するためのポイント

　食物を口に運ぶ動作にはスプーンや箸を用いる．そこで最も必要となる動きが前腕回内と回外の動きである．この動きが十分でない場合，肩関節や体幹前屈で代償することになる．
　スプーンの選定において，手の筋力が弱くて，上手くもてないからといって，安易に太いものを選定してはならない．太く重いものは皿上での探索操作が知覚しにくい．細いものは手内筋（手指）に負荷がかかり，前腕運動の阻害因子となる．比較的，軽量でその方に太さが合ったものを適合することが望ましい．また箸操作では手関節の動きが必要になり，箸を利用する場合は手

113

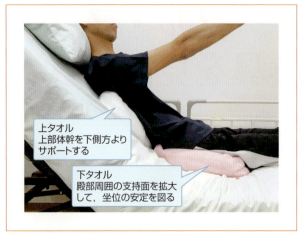

図1 ベッド上の姿勢調整
上タオル：脊柱の後彎を防ぐように背面〜側面に設置し，肩甲骨の動きが阻害されないように注意する．
下タオル：腰部〜骨盤帯全体〜大腿近位部を包み込むように設置する．

指と手関節の動きの評価（観察）が必要である．食事動作に関与する認知機能の側面では，認知機能が低下すると，ひと口分の適量がわからないことがある．その際はスプーンなどの先端部の大きさの選定が重要になる[1]．

 ## テーブル・食器の選定

　食物を口に運ぶまでの距離に比例して，前腕運動は大きくなり細目動作は難しく，肩関節を外転することで前腕運動は小さくなり細目動作は容易になる．上肢の運動機能が十分ではない場合，テーブルの高さの影響を受けやすいため，テーブルの高さ選びは重要である．また車椅子上でラップボードを使用する場合はアームレストの高さ調整機能があるものを選定したい（図2）．箸操作の場合は手関節の動きが必要になるが，肘関節（前腕回内・回外，屈曲）の動きは比較的小さいなかで細目動作が可能であることも知っておきたい[1]．

　食事動作に関与する認知機能の側面では，器の種類やの大きさなどが影響する．器については

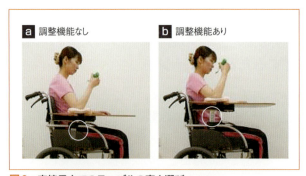

図2 車椅子上でのテーブルの高さ選び
車椅子用ラップボードの使用にあたっては，車椅子はアームレスト高さ調節機能のついたモジュール型のもので適合する．

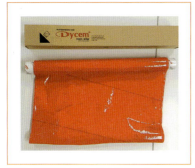

図3 高性能なすべり止めシート
（アビリティーズ・ケアネット株式会社）

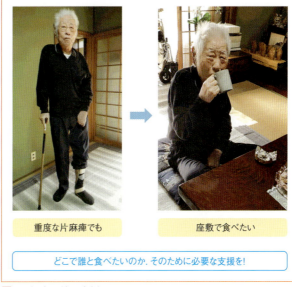

重度な片麻痺でも　　　座敷で食べたい

どこで誰と食べたいのか，そのために必要な支援を！

図4　摂食環境の支援

縁があり操作を簡易にするようなものや1つの器に複数食材をのせられるものなど，さまざまな形態があるなかで，認知機能に合わせた器の選定も大切なことといえる．また皿の設置が動いてしまう状態にあると，食べこぼしや操作性の低下につながることもある．滑り止め加工の皿や盆も市販化されているが，高機能な滑り止めシートを活用し，どのような皿や盆でも使用できるような摂食環境を取り入れることが大切である（図3）．

おわりに

　ここでは基本的な食具選定のポイントを述べた．食事とは"栄養摂取"という側面だけでなく，人の生活を豊かにする"楽しみ"としての側面があることを忘れてはならない．そのなかで，食事動作は，自分の食べたい量を自分のペースで食べることにつながる．支援者側の価値観やマンパワー不足などによって，食事が過介助になったり，"楽しみ"としての側面が失われたりするのではなく，食事を安全に，そして"楽しみ"として在り続ける支援でなくてはならない[2]．障害をもつと洋式環境が当然のように適応されるが，その人にとって，家族や友人との団欒には座敷が必要かもしれない．食支援にかかわる専門職は，そのために必要な摂食環境を支援する必要がある（図4）．

参考文献

1) 寺本千秋：食事に必要な姿勢調整と手の機能．臨床作業療法，12（3）：262-267, 2015.
2) 小山珠美（編）：口から食べる幸せをサポートする包括的スキル－KTバランスチャートの活用と支援－, 医学書院, 東京, 52-54, 2015.
- 毛利雅英：Occupation：価値を転換し生きる力を与えるもの．臨床作業療法，11（3）：247-253, 2014.

（寺本千秋）

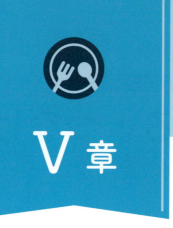

V章

食支援と地域活動
―病院NSTから地域へ

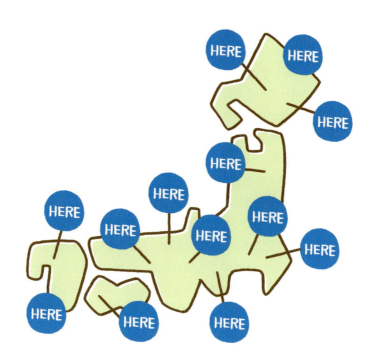

食支援と地域活動 ― 病院NSTから地域へ

1 つながる・つなげる食支援
―地域づくりの視点から―

はじめに

　現在は電子カルテとなり，どこにいても患者データを把握できるが，電子化前のあの時代，病棟に行って，紙のカルテをめくることで，看護師と同じ空間で情報を共有し，必要に応じて直接対話することで，患者視点・生活視点でのコミュニケーション力を鍛えられていたのかもしれないと振り返る．病院栄養士時代，患者の退院指導の準備として，病棟に行き，患者の生活情報を確認し，それを踏まえたうえで栄養指導をしてきたつもりだったが，今，地域・在宅で活動してきた経験を思うと，当時，本当に十分にお伝えできていただろうかという不安が生じる．

　「地域包括ケアシステムの構築」に向けて，さまざまな地域で取り組みが始まっている．摂食嚥下障害は医療的視点が大きく，少し前までは病院や研究会などが主体となり，その評価や介入方法（治療やリハビリテーションなど）について，医療福祉関係者に対して啓発してきた．一方で，「食べられない」といって困っている高齢者らは，地域に混在しており，その要因は多岐にわたる．そこにかかわる専門職は情報がなく困りながらも，福祉・介護，生活的視点で，試行錯誤しつつ対応してきた．

　「地域の課題は，地域にある」．実は外からみているだけではなかなかわかりづらいのではないだろうかと思う．病院では多くの患者が食べられるようになった姿をみてきたが，地域にはそうした情報が少ないのではないかと感じるようになった．病院栄養士として，退院後に訪問栄養指導につなぎ，その効果の感触を得ていたことから，神奈川の地へ移り住んでからは，地域活動の視点で，いかに「食べる支援」を広げることができるか，そんなことを考えた．

　地域の課題を共有するために，①病院や施設も含めた地域づくりの視点をもつこと，②地域から情報発信すること，③地域の課題をともにみる環境をつくることを意識して行動に移した．

　神奈川県厚愛地区（厚木市，愛川町，清川村）を中心に企画・運営してきた研修会はトータルで200回を超える．活動開始から18年経ったからこその課題もあり，この活動は今後も継続し続けていく必要がある（図Ⅴ-1-1）．繰り返すが，地域の課題は地域にあるのである．

Ⅰ 訪問栄養指導の開始と地域づくりのきっかけ

　2000年，厚木医師会で積極的に訪問診療を進めていた複数の医師から指示をもらい，厚愛地区で訪問栄養指導を開始した．現在では，厚愛地区以外に，海老名市，伊勢原市，平塚市，秦野市と訪問範囲は広がってきており，10医療機関の医師から指示をもらい活動している．延べ人

V. 食支援と地域活動 — 病院NSTから地域へ

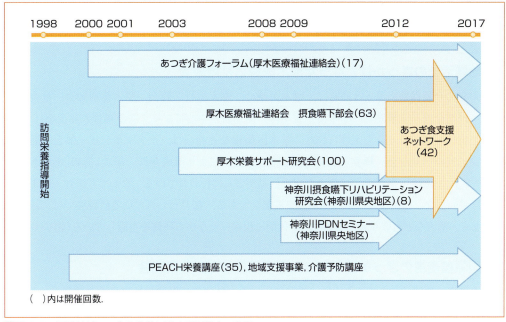

図V-1-1　厚愛地域での食や栄養に関する研修会の変遷

数として，約730人の訪問栄養指導を行ってきており，その依頼の多くは摂食嚥下障害であった．基本的に通院困難者が対象になることもあり，対象者の要介護度は4，5だけで約60％となっている[1]．介護度が高いということは，食だけではなく，移動，排泄，清潔，認知などさまざまな支援を要する方が多いということである．利用者は，食の支援だけではなく，身体機能，生活などトータルでの支援が必要とされているため，われわれ管理栄養士にもより多くのスキルを求められた．

訪問栄養指導でのアセスメントでは，①栄養アセスメント，②摂食嚥下機能アセスメント，③食生活アセスメントの3つが重要であり，栄養状態の把握とともに摂食嚥下機能に加え，さらに買い物や調理，喫食環境など生活の視点で，誰が食を支えるかなどの情報を把握し評価する必要がある．ここでは，ケアマネジャーやヘルパー，訪問看護師などの他職種からの情報はとても重要である．

一方で，病院や施設のようにすべての患者（入居者）へ栄養スクリーニング・アセスメントができるわけではなく，医師の指示やケアマネジャーからの相談があって，はじめてわれわれ管理栄養士は食支援の介入ができる．そのため，必要なタイミングで効果的に介入するためには，普段からかかわっている他職種への食支援の関心と理解が重要だと考えた．地域のなかで，食支援の意識を高め，各職種がそれぞれの専門性をもって活動していくことが，地域食支援の土台をつくり，必要に応じて医療を中心とした専門職の介入へつなげることができる．そのためにも，「つなげる・つながる食支援」を目指し，さまざまな取り組みを行うことで，地域食支援が充実していくのだと考える．

Ⅱ 地域食支援の活動

1 地域活動のきっかけとなった厚木医療福祉連絡会

　2000年の介護保険の導入と同時に，厚木医師会，厚木歯科医師会，厚木薬剤師会，社会福祉法人，民間介護保険事業者，厚木市，愛川町，清川村が中心になり，医療福祉の連携を目的に，厚木医療福祉連絡会が立ち上げられた．厚木医療福祉連絡会は，ケアマネジャー部会，訪問看護部会，リハビリ部会，摂食・嚥下部会の4つの部会により構成され，年に1回の「あつぎ介護フォーラム」に加え，各部会の研修会や交流活動が盛んに行われている．なかでも摂食・嚥下部会は，ほかの部会とは異なり，多職種が集まる部会である．毎月行われている研修会では，講義だけでなく，演習なども取り入れながら，具体的に現場につながる研修を企画している（図Ⅴ-1-2）．

2 同職種連携のきっかけとなった厚木栄養サポート研究会

　厚木に来て地域活動をするために，最初に行ったのは，市や保健福祉事務所の栄養士とつながることと，フリーランスの栄養士たちの会合に参加すること，そして病院や施設の栄養士とつながることであった．訪問栄養指導を行えば行うほど，他職種との交流は深まったが，同職種間の交流はまだ少なく，施設を超えた連携は十分ではないと感じていた．そこで，病院，施設，在宅と栄養士同士がつながるために，またわれわれ自身の栄養管理に関するスキルアップのために，「厚木栄養サポート研究会」を立ち上げた．

　2003年6月から開催されたこの研究会は，栄養管理やその専門性に特化した内容が多く，参加者の80～90％が病院，施設，在宅，行政のさまざまな環境の管理栄養士・栄養士であった．2009年4月には，各病院や施設の嚥下食を知ろうと嚥下食のもち寄り試食会を行った．複数の病院や施設が嚥下食をもち込み，プレゼンテーションを行い，試食した（図Ⅴ-1-3）．その後7年目を期に，「わたしたちの栄養管理の実際」として，各病院や施設での栄養ケアの取り組みについてお互いに発表し合った．病院や施設が異なれば，nutrition support team（NST）やnutrition care and management（NCM）の仕組みは異なる．お互いの業務を知ることで，急性期から施設，在

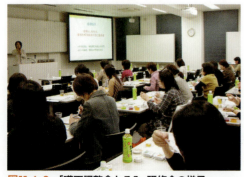
図Ⅴ-1-2　「嚥下調整食とろみ」研修会の様子

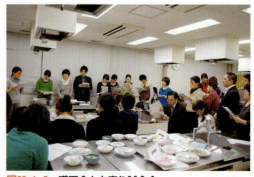
図Ⅴ-1-3　嚥下食もち寄り試食会

宅までつながる視点をもつことができればと考えた．さらに発表することをきっかけに，自らのシステムの振り返りにつなげることができ，前進するためのきっかけとなったようだ．毎月行ってきた定期研修会は，2012年12月には100回目を迎えた．

3 ヘルパー対象のPEACH栄養講座

　在宅の食支援では，ホームヘルパーの役割が非常に大きい．しかしヘルパーは研修の場が少なく，かつあったとしても排泄ケアや移乗など身体介護に関するものが多く，食や栄養に関するものが少ないように思われる．PEACH栄養講座は，ホームヘルパーを対象にそのスキルアップを目的に企画されている．ヘルパーの食支援には，買い物支援や調理支援，食事介助などさまざまあり，調理支援のなかには，疾病に対応したものや咀嚼や嚥下に配慮したもの，短時間で数品の調理をするなどがあり，そのニーズは幅広い．一方で，ヘルパー自身が調理が苦手であることも少なくなく，基準があいまいなまま調理されていることも多い．この栄養講座では，講義と調理実習をセットにし，一般的な調理技術と知識だけではなく，糖尿病や腎臓病などの慢性疾患や咀嚼，嚥下困難などに対する専門的なスキルもとりあげながら行っている（図V-1-4）．

4 あつぎ食支援ネットワーク

　県央・県単位では神奈川摂食・嚥下リハビリテーション研究会での活動が広がり，厚愛地区は県央地域として，周辺地域と協力しながら研修会などを企画運営している．

　このように，身近なところでさまざま研修会が活発に行われることはよいことだが，参加者の視点でみると，時間の制約などがあり，限界がある．効果的に参加するためにはどのように選んだらよいだろうか，それぞれの研修会の役割は何だろうかということを振り返りながら，厚木栄養サポート研究会の100回目を機に，「あつぎ食支援ネットワーク」と改称し，厚木医療福祉連絡会摂食嚥下部会の研修会と共催とし，多職種による地域食支援ネットワークとして再始動した．ここでも，医療介護にとどまらず，「一般の食品の中から嚥下調整食を探そう」など地域食支援を広げる視点で，研修会を企画している（図V-1-5, 6）．

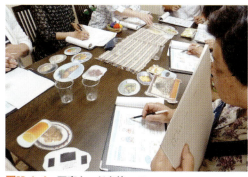

図V-1-4　写真カードを使って

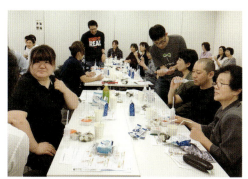

図V-1-5　食事介助研修会

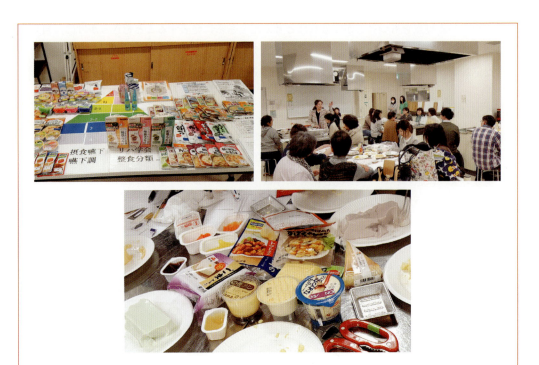

図V-1-6 「市販の食品の中から嚥下調整食を探そう」研修会

5 食形態の共通言語化

　病院から施設，施設から在宅など，患者や利用者が移動するとき，診療や看護，リハビリテーションの情報とともに，栄養や食の情報が必要である．看護サマリーには，栄養情報はあるが，食形態などの情報は少なく，また記載があったとしてもその名称だけではなかなか具体的な食事をイメージしにくい．一方で，地域包括ケアシステムの構築がいわれるなか，病院や施設の栄養士同士の交流の場が少ないことを危惧し，病院・施設の一部の栄養士が声をあげ，行政栄養士とともに一堂に会する場を設けた．この場では，われわれ栄養士も，嚥下調整食の取り組みに悩みながら進めていること，もっと情報交換の場がほしいということ，お互いの施設の嚥下調整食の取り組みがみえるように何か形にできることはないだろうかなど，活発な意見が出て，これらをきっかけに厚愛地域の「食形態マップ（仮）ワーキンググループ」が発足された．これらを進めるために，病院，特別養護老人ホーム，介護老人保健施設（老健），障害者施設から数人ずつのワーキングメンバーが立候補し，同職種のネットワークづくりが再構築されようとしている．まずは，自施設の嚥下調整食を写真に撮り，資料とともにもち寄り，プレゼンテーションを行ったり（図V-1-7），研修会で嚥下調整食についての共通知識を増やしたりしながら，今後はワーキングメンバーを中心に，「食形態マップ（仮称）」を作成していく予定である．

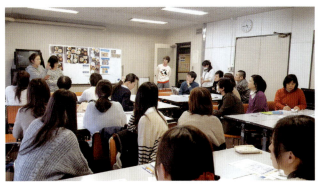
図V-1-7　食形態マップ作成のためのワーキング

おわりに

「地域の課題は地域にある」．地域において，病院や施設はその役割は大きい．1つの病院や施設のなかだけでも，さまざまシステムや人の動きはあるだろうが，患者や利用者を通して，少し遠くをみてみると地域の動きがみえてくる．また，複数の研修会に参加することで，違う環境で働く多職種と時間を共有し，地域を感じ，自らの活動を振り返ってみるのもよいだろう．「いま活動していること」は，必ず何かにつながっている．食支援の課題は，地域により異なる．

参考文献

1) 江頭文江, 栢下　淳：訪問栄養指導における摂食・嚥下障害者の現状と転帰. 日本栄養士会雑誌, 52（10）：913-922, 2009.
2) 新田國夫, 戸原　玄, 矢澤正人（編著）：食べることの意味を問い直す―物語としての摂食・嚥下, クリエイツかもがわ, 京都, 122-136, 2014.

（江頭文江）

食支援と地域活動―病院NSTから地域へ

2 最期まで口から食べられる街，新宿を仕掛ける！
―新宿における地域食支援の実践―

はじめに

　東京都新宿区は人口約338,851人，面積は約18 km²（2017年2月現在）．新宿といえば高層ビル街，オフィス街，そして繁華街のイメージが強いが，高齢化率は約20%とけっして低くない．それどころか，区内公営住宅のアパート群は高齢化率が著しく高く，「都会の限界集落」として孤独死など大きな問題を抱えている．この筆者は新宿区で2009年7月「最期まで口から食べられる街，新宿」をモットーに新宿食支援研究会（以下，新食研）を設立した．

I 食支援とは

　新食研では，食支援を実践するに当たり，食支援を次のように定義した．「本人，家族に口から食べたいという希望がある，もしくは身体的に栄養ケアの必要がある人に対し，適切な栄養管理，経口摂取の維持，食を楽しんでもらうことを目的としてリスクマネジメントの視点をもち，適切な支援を行うこと」[1]．全国的に食支援の動きはあるものの摂食嚥下障害のケアだけに特化している活動も見受けられる．しかし，本来の食支援の意味を考えると対象者は多岐にわたる．誤嚥性肺炎予防，サルコペニア，フレイルの予防，経口摂取の維持や終末期まで食べる喜びを維持することまでをも網羅することこそ食支援と考えている．

　具体的な食支援方法を考えると，以下のような項目があげられる．全身の管理，栄養管理，口腔環境整備（義歯製作，調整），口腔ケア，摂食，嚥下リハビリ，食事形態の調整，食事づくり，食事姿勢の調整，食事介助，食事環境調整．このような支援のためにかかわる職種も多くいる．医師，看護師，歯科医師，歯科衛生士，管理栄養士，言語聴覚士（ST），理学療法士（PT）・作業療法士（OT），ケアマネジャー，ホームヘルパー，福祉用具専門相談員，配食弁当サービスなどである（表V-2-1）．在宅療養者にすべての支援が必要なわけではないし，すべての職種がかかわらなければならないわけではない．在宅療養者の状況は多様であり，必要に応じたサービス，必要な職種が有機的にかかわることではじめて地域食支援が実現する．

Ⅴ. 食支援と地域活動—病院NSTから地域へ

表Ⅴ-2-1　地域食支援の担い手

	医師	看護師	薬剤師	歯科医師	歯科衛生士	管理栄養士	ST	PT OT	ケアマネジャー	ヘルパー	福祉用具	配食
全身の管理	■	■	■						■			
栄養管理	■	■			■	■						
口腔環境整備（義歯製作，調整など）				■	■							
口腔ケア		■		■	■					■		
摂食嚥下リハビリ	■	■		■	■		■	■				
食事姿勢の調整						■	■	■		■	■	
食事環境調整						■	■	■	■	■	■	
食事形態の調整						■	■					
食事づくり						■				■		■
食事介助						■				■		

ST：言語聴覚士，PT：理学療法士，OT：作業療法士．色が濃いものほど関与が深い．

新食研の活動

　新食研の活動を始めるに当たり，3つの活動目標を設定した．①介護現場で直接的，日常的に関与する介護職，とくにホームヘルパーの食に対する意識向上のサポート，②食支援にかかわる多職種間でのネットワークづくりと，知識・技術向上のサポート，③食支援の地域での実践．現在はそれに加え，④食支援を社会に広めるを追加している．

　新食研は，メンバー全員が同じ活動をしているわけではない．活動目標に沿って，それぞれの職種の者たちがワーキンググループを形成し，食支援を多角的に実践している．現在，24職種120人以上のメンバーが20近いワーキンググループを形成し活動している（2017年2月現在）．以下に活動の一部を紹介する．

1　「ホームヘルパーワーキンググループ」によるヘルパー研修会の実施

　地域におけるホームヘルパーの存在は大きい．医療職は問題が発生し，重症化してからしか動けない．体力低下，栄養状態悪化により肺炎で入院，摂食嚥下障害により経口摂取が困難になってから医療職につながるというのが一般的である．しかし，要支援，要介護度1，2のような方でも低栄養，低栄養予備軍が多くいることがわかっている．このことからも，食に問題がある人を「見つける」というのは，能動的に「見つける」ということであり，この役割を担える1つの職種がホームヘルパーである．

125

われわれは，ホームヘルパーの食に対する意識向上のために定期的に研修会を開催している．食支援研修では，口の機能や口腔ケアから食べやすい食事形態，安全な食事介助方法などを，歯科衛生士・管理栄養士らが講師となり，トータル的な解説をしている．

2 「食べる☆デイ!!」によるデイサービスからの食支援

最近多くみられるデイサービスだが，新宿にも90事業所ほど存在する．デイサービスにより高齢者の様子を知ることで現状確認とリスク管理をしていき，家族や医療機関にフィードバックしていくという取り組みである．摂食機能，栄養，体力を計測する「食べるデイテスト」を3ヵ月に1度，継続的に実施することで利用者の状況を職員が知ることでき，家族や医療職との連携も可能になる．現在区内9施設が参加しており，対象者は数百人に及んでいる．

3 地域との連携を実践的につくる「コラクリ」

連携創造ワーキンググループ「コラクリ（Collaboration create）」は地域での実際の連携づくりを行っている．どうやったら食の異常を能動的にみつけられるだろうか，どうやったら適切な人につなげられるのかを考え，実際に連携するシステムづくりを行っている．地域包括支援センター，町内会，老人会，商店会，区議会議員などをゲストに迎え，具体的な連携づくりを進めている．

4 地域食支援グループ「ハッピーリーブス」

地域における食支援の実働的な部隊として2010年4月『地域食支援グループ「ハッピーリーブス」』を立ち上げた．地域の食支援に深くかかわる歯科衛生士，管理栄養士，そして理学療法士がフリーランスとして集い，新宿を中心に活動している．現在10人以上のメンバーが活躍している．

5 食支援サポーター制度

新食研主催で食支援サポーター制度を作成した．食支援を一般の人にも関心をもってもらい，知識ももってもらうことを目的にしており，医師，看護師，歯科衛生士，管理栄養士，理学療法士，福祉用具専門相談員，ケアマネジャー，ホームヘルパー，そして歯科医師が食に関するミニ講座を行い，受講生に称号を与えていく．食支援サポーターにはサポーターリングを授与している．

III 「MTK&H®」による街づくり

さて，われわれが設定した食支援の定義による支援対象者はいったい何人なのか．2011年10～12月，東京都新宿区の在宅高齢者377人を対象に65項目にわたる聞き取り調査を行った．その結果，BMI19未満，BMIが計測できないものは下腿周囲長31cm未満を基準にした低栄養と考えられるもの（低栄養群）は139人（約37％）にも及んだ．これら低栄養群は要介護度が高い者だけでなく，要支援～要介護度2の要介護度が低いものも半数以上含まれていた．また，ある調査[2]によると高齢者の摂食嚥下障害発症率は，在宅において約16％，施設では19％であった．現在，

新宿区の人口は約33万人．高齢化率は20％で7万人弱の高齢者が在住していることを考慮すると東京都新宿区には1万人以上の摂食嚥下障害高齢者がいることになる．これらのことを考慮すると数万人単位の方に食支援が必要であることになる．

このようなサイズの対象者に対し，数百人の専門職だけでケアを行き届かせることはできない．そこで新食研が目指す支援の方法は，地域という単位で意識改革をし，医療，介護の専門職だけではなく，一般市民も参加して「何らかの食や栄養の異常をみつける人」，「適切な支援者につなぐ人」，そして「結果を出す人」，さらに「食支援を社会に広める人」を地域で無限につくり出すことである．われわれの活動のすべてが「見つける(M)」，「つなぐ(T)」，「結果を出す(K)」そして「広める(H)」である(MTK&H®)．

Ⅳ 地域のタショクシュ連携と新食研

現場で結果を出すためにタショクシュ連携は欠かせないといわれるが，「他職種連携」と「多職種連携」というものがある．混同して使用されることも多いが，われわれは明確に分けて考えている．

「他職種連携」とは，1つの現場で他の職種と連携をとりながら結果を生み出すことであり，その現場に適当な職種が集うことである．逆に多くの職種が集まればいいわけではない．「多職種連携」とは地域単位で多くの職種が交わり，多様な連携を行うことで多彩な結果を残していくことであり，日頃から多くの職種とコミュニケーションをとることである．つまり，地域単位の「多職種連携」がしっかりできていれば，各現場における「他職種連携」はスムーズに行われる．新食研が目指すべきものはまさに「多職種連携」であり，実際多くの成果を残している．

Ⅴ 新食研活動のstrategy

新食研は120人以上のメンバーが20近いワーキンググループを形成し活動している．この活動最大の目的は新食研メンバーが交流を深め，各職種のプロとして個々の食支援力を向上させることである．食支援チームの実績として「何人の方の支援をした」，「どのような疾患の人が回復した」，「経管栄養を外すことができた」などがあげられているが，新食研の目指す目標はそのようなことではない．メンバーは新宿で日々活躍している各職種のプロフェッショナルである．彼ら個人個人の食支援に対する意識，知識，技術が向上することによってケアの対象者は無限に増えていく．

さらに，各ワーキンググループ活動はすべて新宿の食支援力を向上させるためのものである．ワーキンググループの活動を通してメンバーが各職種のプロフェッショナルと交流して個の食支援力を向上させ，ワーキンググループの成果として地域食支援力を上げていく．この相乗効果で「食べられる街」をつくることが新食研のstrategy（戦略）である．

地域におけるNST活動と専門職の役割

　周知のようにわが国のNST (nutrition support team)活動は華々しい．しかし，病院を一歩出て地域に目を転じるとNSTとかけ離れた状況にある．地域一体型NSTという言葉は存在するが，いまだ地域の栄養ケアはきわめて貧弱であり，皆無という地域のほうが多い．今後，病棟のような栄養のプロフェッショナルチームが地域にできてくるのか．職種も所属も違う者たちが同一行動をとって地域で活動するなどということは不可能である．たとえチームが構成されたとしても，地域の対象者は病棟などのような限られた人数ではない．数百人，数千人に対してできることは限られる．だとしたら，地域での主役は専門職チームではない．「栄養に関心をもった地域 (the area that is interested in nutrition：AIN)」が主役であり，専門職の役割は，そのような地域づくりをしていくことである．専門職はプロフェッショナルとして自らの現場で結果を出すだけでなく，社会教育までその域を広げなければならない．

 ## 地域食支援とは

　地域食支援とは，「専門職だけでなく一般住民も参加し，見つける，つなぐ，結果を出す，そして広める（MTK&H®）という手法を用いて食支援を実践し，食べられる街に育てること」である．

おわりに

　地域の食と栄養を変えていくことは容易ではない．一方面からのアプローチでは地域は変わらないし，専門職のネットワークだけで地域は変わらない．新食研はありとあらゆる食に対するアプローチをしていくことで地域を変えようとしている．しかし，介護現場が，いや，社会が食の大切さに気づかなければこの活動に意味はない．「口から食べる」ことの意味を社会に問うことこそ真の食支援と考えている．
　最期まで食べられる街づくりとは，摂食嚥下障害のキュアではなく，さまざまな活動を通して食のケアをしていくことである．

参考文献

1) 五島朋幸：最期まで食べられる街づくり．日本静脈経腸栄養学会雑誌，30 (5)：1107-1112, 2015.
2) 千葉由美，山脇正永，戸原　玄，他：全国における摂食・嚥下障害高齢者と関連症状の発生率に関する検討．日本摂食嚥下リハビリテーション学会雑誌，11 (3)：249, 2007.
- 新宿食支援研究会ウェブサイト．
  http://shinnshokukenn.org/

（五島朋幸）

食支援と地域活動——病院NSTから地域へ

3 駆け込み寺的地域摂食嚥下相談チーム
―金沢在宅NST経口摂取相談会の取り組み―

I 多職種連携を実践する

　「口から食べられない」と相談を受けたとき，医師として何をすべきか，また何ができるのだろうかと考えるだろう．しかし，医師1人では何もできないから，「ほかの専門職と知恵を出し合う」という行動に出よう．頼りになる歯科医師や言語聴覚士（以下，ST），リハビリテーション（以下，リハ）医がいればもっとよい．できれば，バラバラではなく，同時に患者を診てくれるとさらによい．そして，できることなら，患者の住まい（自宅）でもデイサービスでも構わないが，食事の場に立ち合いたい．病院や介護施設にいる場合もあるだろうから，診療報酬は発生しにくいので，最初の1回はボランティアでお願いしたい．

　口から食べるということは誠に複雑で，口から食べられない原因が単一の理由ということはまずない．だから多職種での同時訪問は本当に面白い．1人の患者をいろいろな角度で評価するので，ほかの専門職が何を考え，患者の食べることに関する問題をどう解決するのかを目の当たりにすることは，各自のブラッシュアップにつながることをしばしば実感する．そういった経験をすると，多職種が仲間になれて，「またチームで取り組みましょう」ということになるかもしれない．

II なぜ同時訪問か

　腕に覚えのある専門職は，ほかの専門職のみている前で自分の力を発揮して，一定の評価を受けてリスペクトされることに快感を覚える．「なぜ同時訪問なのか」というと，単独訪問の場合，各専門職は自分の見立てで一通り意見を述べるが，そこには患者にとって本当に大切なことの優先順位はない．さらに，いろいろな専門職からそれぞれにたくさんのコメントがあると，いちいちそれらの意見に翻弄されてしまうことになるが，今，改善すべきアドバイスがあったとしたら，すぐに実行できることはせいぜい2つである．したがって，同時訪問して多職種がお互いに牽制しながら，「ここだけは譲れない」と主張しつつ，引いたり押したりしながら，現場で意見を集約することは，きわめて現実的な対応法をもたらす．チーム医療とは，「方向性を見出す」ものなのだ．方向性がある程度見出せたら，そこから先は実際の介護保険サービスなどにより報酬をもらえばよい．

III 駆け込み寺的摂食嚥下チームを即席で形成する

　依頼があれば，即席で各職種から都合のつくメンバーが名乗り出て症例に対応する．筆者らの会の場合は，各相談事例に5～8人で訪問するようにしている．「口から食べられない」のは，摂食嚥下の問題だけではなく，買い物に行けない家庭環境の問題であったり，ふんぞり返って食べる姿勢の問題であったり，義歯の問題であったり，現場に行ってみると本当に十人十色の原因が横たわっている．今まで50例近くの相談症例に対応してきたが，1例1例，ユニークな原因があった．だから面白い．面白いから，月1回の定例会を100回以上続けることができたと思っている．

　ボランティアと割り切っているので，保険では認められていない施設でも病院でも，依頼があればどこへでも行ける．とくにリハの外づけが許されていない介護施設では，即席チームの介入は大変喜ばれる．地域の摂食嚥下のスキルを上げるには，そういった「暗黒大陸」に乗り込んでいくことに意義があり，社会的使命に酔いしれることもボランティアが長続きするためにはけっして悪いことではない．

IV 金沢在宅NST経口摂取相談会

　筆者らは，金沢市近郊における病院から在宅までの栄養管理を多職種のチーム医療「在宅NST（nutrition support team）」として推進させ，病院医療と在宅医療をバリアフリー化し，地域医療における栄養管理を普及させることを目的に，「金沢・在宅NST研究会」として，2004年9月～2013年3月まで活動してきた[1,2]．そして，いよいよ2013年4月には，「在宅NSTの基本は口から食べることだ」という理念のもと，「金沢在宅NST経口摂取相談会」へと組織変更した[3]．

1 経口摂取相談会の構成メンバー

　経口摂取相談会（以下，相談会）の構成メンバーは，歯科開業医・勤務医，医科開業医・勤務医，薬剤師，看護師，保健師，歯科衛生士，ST，理学療法士（PT），作業療法士（OT），管理栄養士，介護支援専門員，社会福祉士などからなり，在宅スタッフ24人，病院スタッフ11人，行政スタッフ3人の合計38人となっており，特別な関係にない25の施設から集まるボランティアである[2]．まさに地域の多施設，多職種である．以上は，活動メンバーとして定例会に参加して実働しているが，ほかにサポーターを募り（2017年6月現在119人），相談会の企画する実技講習や年1回開催している公開シンポジウム「チャレンジセミナー」の案内を優先的に行っている．

2 経口摂取相談会の活動

　相談会では，在宅で徐々に食べられなくなった症例や，経腸栄養を行っているが，経口摂取できそうな症例を対象に，ケアマネジャーなどから連絡を受けると，相談会フローチャートに従って，主治医と患者本人，家族から承諾書を得たうえで，医師，歯科医師，ST，管理栄養士など5～8人による在宅訪問評価を相談会作成の経口摂取チェックリストに基づいて実施し，月に1回の定例

会で経口摂取可否の審査判定とプランの提案を行っている[2,5].この定例会では,通算120回,約60症例の訪問検討を重ねてきた(2017年6月現在).

3 症例紹介

ここからは,個別の例に学びながら,それに対応すべく会のあり方をいかに変化させてきたかを述べる.これからチームを起こそうとする皆さんのご参考になれば幸いである.なお以降は,一内科開業医の備忘録によるものであり,ほかの専門職とは全く異なる視点で同一症例を捉えているであろうことを,あらかじめお断りしておく.

A．アルツハイマー型認知症として胃ろうで退院したが,全量経口摂取できた症例

相談会の最初のモデルケース[2]で,各職種の提案に対して,会議で優先順位をつけることを学んだ.まず,正しい診断を下し(アルツハイマー型認知症を否定),嚥下評価を行い(在宅でビデオ嚥下内視鏡施行),胃ろう栄養の不足分を補ったうえで,最終的に歯科医師の主張する抜歯と義歯作成を行うプランを実行できた.

B．1年間の端坐位と間接嚥下訓練の成果がみられた胃ろうの80代,男性[4,5]

PTやOTによる姿勢保持が,STの介入より優先される場合もあることを学んだ症例.下肢の拘縮と頸部の緊張が強いケースで,端坐位訓練によって坐位が安定したうえで頭部の自由度が増した後,ビデオ嚥下造影を施行.胃ろうを利用しながら,気長に間接嚥下訓練を行い,今は好物だけは少量食べている.本例は『NHKクローズアップ現代』で取り上げられた(図V-3-1).

C．ふんぞり返って安楽椅子でテレビをみながら摂取していたため,食事時間が長すぎた元会社社長

姿勢の大事さを相談会として学んだので,PTが安楽椅子を改めさせたケース.この頃より,経口摂取チェックリストにOT・PTの調査項目を追加した.

D．何度も窒息しかけたが,ヘルパーへの食事指導で独居を貫いた障害者の50代,女性

在宅訪問を原則としていたが,初めて病院に相談会が出向いた症例.退院に向けて,一人暮らしを支える在宅生活へのシミュレーションを行った.

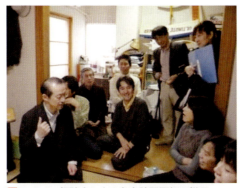

図V-3-1　相談会による在宅訪問評価の様子
本例は10人で同時訪問.後方の模型飛行機に注目.「もう1度,大空に飛ばしてみたい」を社会復帰の目標にして,リハの計画を練る.左側前方でウンチクを説いているのが筆者.

E．頑なに「胃ろう患者が口から食べられるはずはない」と経口摂取を認めない主治医を差し置いて介入し，デイサービスでの食事提供についてアドバイスした症例

本例までは，相談会はあくまでも主治医の許可が得られた場合に限って介入していたが，主治医があまりにも非協力的な場合には，相談会メンバーが「嚥下主治医」として副主治医になって介入するという覚悟を決めた症例．

F．ロングのショートステイで胃ろうで過ごしていたが，食事姿勢とひと口スプーンによる詰め込み防止を工夫した，職員向けの写真入りパンフレットが有効だった統合失調症の女性

リハスタッフのいない介護施設の職員に対して，患者自身を撮った写真で手づくりパンフレットを作成し，食事姿勢への理解を深めてもらった．本例より，専門職が専門性を活かして存分に書き込める新しい経口摂取チェックリスト改訂版を使用するようになった．

G．リハを外づけできない介護老人ホームに指導に行き，職員全体のモチベーションを上げるきっかけとなった症例

保険請求ができないという制約がある環境にいる患者にも対応できるのが，ボランティア団体の強みであると自覚できた症例．リハスタッフがいないことが，かえってリハスタッフに丸投げすることを防ぎ，介護職員が一丸となって相談会のアドバイスに応じようとしたことが印象的だった．チャレンジセミナーで発表．

H．「この老人ホームにいたいなら中心静脈栄養以外の選択肢はない」といわれ，経口摂取にも消極的な在宅専門医のモラルハザードがうかがえた症例

サービス付き高齢者向け住宅への訪問の第一号．患者家族への聞き取りより，胃ろうバッシングを利用して，儲け主義の中心静脈栄養に無理やり誘導していることが判明．相談会から何点か経口摂取に向けてアドバイスを行ったが，主治医の理解が得られなかった残念な症例．

I．筋ジストロフィーで摂食嚥下障害に関する相談を受けたが，考えられる提案はすでに自然と行っていた40代，女性

若い頃から少しずつ障害が進んできた場合，相談会がアドバイスするような工夫は，自ずと体得していることを知ることができた症例．ただし，栄養摂取不足による筋力低下を遅らせるため，胃ろうによるアシスト・フィーディングを推奨した．

J．ショートステイと在宅での生活を交互に送り，胃ろうのみだったが，在宅時に集中的に歯科とSTが介入し，蕎麦まですすれるようになった80代，女性

食べる力を潜在的にもっていたが，週の大半を過ごすショートステイ職員の協力が得られなかったため，在宅で過ごす週末に集中的に専門職が介入した成功例．チャレンジセミナーで報告．

K．中心静脈栄養だが経口摂取の可能性のあった症例（脂肪乳剤のアドバイスも含めて）

胃ろうバッシングのあおりを受けた適応外の中心静脈栄養症例のなかにも，口から食べてみたいという望みをもつ方は少なくない．元来，NST研究会だった強みを活かし，脂肪乳剤が投与されていないという問題も指摘した例．

L. 納得できない長期の経鼻栄養チューブと絶食に耐えかねて，もう1度食べさせたいと県外から相談を受け，相談会メンバーの病院に転院させ，積極的なリハで介入し，胃ろう栄養補助で在宅に復帰した90代，男性

隣県から相談会に救いを求めてきたケース．病院で経鼻栄養チューブを挿入され，寝かせきりで廃用が進んでいたが，十分納得したうえでの胃ろう造設とリハにより，在宅に戻ることを支援した．隣県の在宅チームとも人的な交流ができた．本例もチャレンジセミナーで報告し，患者家族に意見を述べていただいた．

実は胃ろうは大事

以上の少なからぬ症例が，胃ろうとかかわりをもっていることに気づかれたかもしれない．実は，「口から食べること」を追求することと，胃ろうを適切に適用することは，患者を支えるという理念からきわめて親和性が高い．真の摂食嚥下チームは，実は胃ろうは大事であることを知っている．ただ単に「口から食べることは素晴らしい」と唱えているだけであったら，それは食べられない者を排除する優生思想に陥りかねないのだ．

おわりに

即席の駆け込み寺的摂食嚥下チームは，「ひと肌脱ぐ」精神で行われるが，単なるボランティアではない．そこは，各専門職が「口から食べる」支援を通して，「最も輝く自分」を発見する場である．そして，「輝く自分」をお互いに認め合うことが真の多職種連携といえる．さらに，本当に食べることを支援するつもりなら，胃ろうはけっして否定すべきものではなく，むしろ患者のために正しく適用すべきものであることを，われわれの活動から知っていただければ幸いである．

参考文献
1) 小川滋彦：PEGを活用した地域一体型NST．看護技術, 52 (2)：132-136, 2006．
2) 小川滋彦, 綿谷修一, 河崎寛孝：地域医療における摂食・嚥下のチームアプローチ―金沢・在宅NST研究会「経口摂取相談会」の取り組み．J J Rehabili, 19 (9)：857-863, 2010．
3) 菊地 勤, 小川滋彦, 山本浩美, 他：在宅医療における高齢者の栄養管理―在宅低栄養患者におけるラコールを用いたONSの有用性．静脈経腸栄養, 28 (5)：1057-1064, 2013．
4) 小川滋彦：経腸(管)栄養療法の功．Geriatr Med, 51 (12)：1346-1349, 2013．
5) 小川滋彦：在宅でチームを作って褥瘡予防やケアを行う．WOC Nursing, 4 (2)：84-88, 2016．

（小川滋彦）

食支援と地域活動——病院NSTから地域へ

4 食は腹におさめるだけにあらず，生活と文化とこころである
―京滋摂食嚥下を考える会の取り組み―

はじめに

本項のタイトルは月刊誌での特集に合わせ，編集幹事の古屋 聡先生からいただいたものだが，書籍化にあたっても先生の熱意を尊重し，タイトルはそのまま継続させていただくこととした．内容も京都府，滋賀県の仲間とともに取り組む「京滋摂食嚥下を考える会」の活動を中心に，月刊誌掲載時には紹介できなかった最近の進展も含めて，地域での多職種連携，地域づくりへの試みを紹介させていただく．

I 京滋摂食嚥下を考える会

2009年に当院栄養サポートチーム（NST）が実施した京都府内NST稼働施設，京都市山科区の病院・介護施設を対象とした嚥下調整食実態調査から，多くの施設で独自の基準に基づいて嚥下調整食が提供され，そのことが地域連携や摂食嚥下の問題への共通理解の障害になっていることが判明した[1]．そこで，2010年に京都府，滋賀県で栄養，摂食嚥下の問題にかかわる多施設，多職種のメンバーが集い「京滋摂食嚥下を考える会（以下，考える会）」が発足した（図V-4-1）．考える会では，多くの施設で独自に工夫されていた嚥下調整食の現状を踏まえ，各施設の嚥下調整食

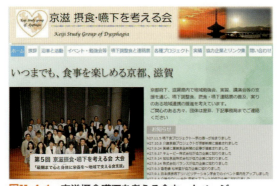

図V-4-1　京滋摂食嚥下を考える会ホームページ
当会の活動は，本ホームページ（http://keiji-enge.wix.com/ksgd）やFacebookなどで公開している．ホームページからは当会が作成した摂食嚥下連絡票とその解説書もダウンロードできる．

の内容や形態の変更を強制するのではなく，施設間の情報の伝達手段として，実態調査で最も支持されていた「嚥下食ピラミッド」を地域の共通基準とすること，考える会が独自に作成した「摂食嚥下連絡票」の運用を提案した．これらの提案に対し，京都府では医師会，歯科医師会，歯科衛生士会，栄養士会，言語聴覚士会，看護協会，介護支援専門員会などの各職能団体の支持をいただき，京都府基準として承認された．これを契機に，各職能団体では，嚥下調整食共通基準と摂食嚥下連絡票が会員向けの教育プログラムへ導入され，京都府が推進している各種地域連携パスにも盛り込まれた．こうした京都府レベルでの職能団体の協力体制は，後述する医療・介護の枠を越えた地域の食産業の支援を得る大きな力となった．

2017年1月現在，考える会には京都府76人，滋賀県46人，計122人の世話人が所属し，職種では管理栄養士が32人と最も多く，次いで医師，言語聴覚士，看護師，歯科医師，歯科衛生士などの12の職種の方々が参加され，地域での食支援を推進するため，京都府内・滋賀県内各地で，研修会や調理実習，後述する地域の食産業との連携などで活躍していただいている．

介護食を地域の食文化へ

医療・介護の現場では「経口摂取」は各種栄養素の補充や口腔咽頭機能の保持といった生命の保持，身体機能の維持，改善を目的としたscienceの面に重点が置かれるが，本来「食」は個人の欲求を充足させ，移りゆく季節を感じ，人との交流を楽しむ手段といった，人の心に働きかけるartの面が多くを占める行為であり，なかでも高齢者には自分が過ごしてきた年月を振り返る，大切な機会でもある．時に医療現場では，そうした「食」のもつ本質的な意味を軽視し，医療行為という御旗のもとに安易に食を制限してきた．

こうした従来型の医療に対するさまざまな反省は，「栄養管理」という病院・医師を中心としたパターナリズム的な医療から，多くのスタッフによって患者・高齢者の生活を支えることに視点に据えた「食支援」へのパラダイムシフトをもたらした．とはいえ，このパラダイムシフトは「栄養管理」を一義的に否定するものではなく，「食支援」と相補的な関係を保ちながら，個々の症例についてscienceだけではなく，個人の人生観や家族の価値観なども加味しながら最善の方法を真摯に検討していくことであり，なかでも高齢者については重要な視点である．

考える会では，国内でも有数の伝統文化を誇る京都の特性を活かし，食に携わる多くの伝統職人との共同事業に取り組んでいる[2]．介護食を「病人への食事」とするのではなく，地域の新たな食文化として創造し，地域社会において食のバリアフリーを実現することがわれわれの目標である．

1 嚥下食プロジェクト —京料理—

嚥下調整食は硬さや凝集性，付着性といった物性上の制約から，食を楽しむといった感性上の問題があった．そこで，京都市に本部を構え，和食の無形文化遺産登録に中心的にかかわられた「NPO法人日本料理アカデミー」に，考える会が取り組む嚥下調整食改善事業への協力を依頼したところ，2012年1月より「嚥下食プロジェクト —京料理—」として共同事業が始まった．日本料理アカデミーから派遣された京都の老舗料亭の料理人と当会所属の管理栄養士，調理師を中心

とした会合が定期的に開催され，互いの情報交換を通じて，嚥下調整食の問題に対して，京料理の技法による解決方法を検討した．そうした成果は，季節ごとの行事食として，府内数ヵ所の病院，介護施設で提供され，予想を超えた多くの反響をいただき，医療・介護者のみならず，料理人にとっても，あらためて食の力，食支援の重要性を認識する機会となった．一方で，病院・施設の管理栄養士にとっても，献立作成，調理法の工夫などの日常業務にも好影響をもたらしただけではなく，定期的な会合を通じて，近隣施設との顔のみえる連携につながり，地域の食支援ネットワーク構築にも大きく貢献した．

2016年には本プロジェクトに参加されている京都の料亭が介護食の京会席の予約に応じていただけることになり，より一層，多くの方々に喜んでいただけるようになった．

2 嚥下食プロジェクト ―京の和菓子と京のお茶―

京都の伝統的な和菓子は季節の風物詩として，人々の生活に深く根差しており，高齢者にとっては大きな楽しみの1つである．季節感を込めた，見た目にも味でも喜んでいただける嚥下障害者向けの京和菓子の制作を京都府菓子工業組合，京都府生菓子協同組合に依頼，考える会との合同プロジェクトが始まった．和菓子職人と考える会所属の言語聴覚士，管理栄養士，調理師，歯科衛生士らによる嚥下調整食についての情報交換から始まり，和菓子職人による試作が繰り返された．当初は試作品の安全性を高めながら，オリジナルの和菓子にいかに近づけるかという視点で取り組んでいたが，和菓子職人の嚥下調整食に対する知識と技術の向上に伴い，オリジナルの和菓子とは別次元の新たな和菓子が生み出され，医療・介護施設などへの販売が開始された．

また，高齢者向けの香り高いとろみ茶，お茶ゼリーの開発には，京都の老舗茶舗である福寿園のCHA研究センターと，考える会所属の京都山城総合医療センターの医師，言語聴覚士が取り組んでいる．氷出しの技術によって開発された碾茶，ほうじ茶によるとろみ茶，お茶ゼリーは各種イベントを通じて京都府内の医療・介護施設で提供され，多くの高齢者に喜んでいただいている．

3 介護食器プロジェクト

サルコペニアや麻痺などにより低下した機能を支える自助食器の種類は年々増加しているが，機能性を重視するあまり，食器の感性的な価値の面で課題があった．そこで，考える会の作業療法士を中心としたメンバーに，京焼・清水焼の職人，京漆器の老舗会社に，京都市産業技術研究所所属の産業デザイナー，日本料理アカデミーも加わったチームを編成し，京都の伝統技術に支えられ，高い意匠性も兼ね備えた介護食器の開発にも取り組んでいる．それぞれの立場からの意見を交えながら作成した試作品を医療・介護現場で試験使用，その結果を開発にフィードバックするといった作業を繰り返し，機能も兼ね備えた美しい食器として完成した．2015年9月には秋の京都が満喫できる，京都国際会議場の最も見晴らしのよい部屋を貸し切り，在宅介護をされている療養者とご家族を招待，京都の料亭が調理した介護食を彩る介護食器の松花堂弁当として振る舞った（図V-4-2）．日ごろ外出・外食が困難な方々の，涙を流しながら喜んでいただいた姿は，スタッフにとっても忘れられない1日となった．

この介護食器の取り組みは，医療・介護だけではない京都の多数の異なった分野の力が結集し

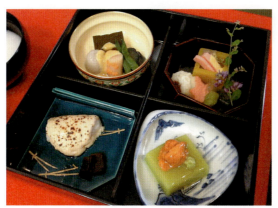

図V-4-2 介護食器プロジェクトで作成した松花堂弁当
嚥下食プロジェクトにご協力いただいている京都の料亭が調理した美しい介護食を引き立てる完成度の高い松花堂弁当となった．

た取り組みとして高く評価され，2016年11月の京都デザイン賞で京都府知事賞を受賞することができた．

 ## 京都の食を支える地域づくり

　前述のように，京料理や和菓子の伝統職人が介護食の分野に参入してきていただいているが，こうした成果物を多くの方々に，安全に喜んでいただけるためには，医療・介護の専門職が適切に支援する必要がある．そこで京都府医師会を中心とした多くの職能団体に，考える会も加わった「京都府医師会在宅医療・地域包括ケアサポートセンター　食支援部門」が2015年に設立された．一般市民に対する介護食，食支援などの啓蒙活動に加え，食支援に関する市民向けの相談窓口が設置され，市民と地域の医療・介護資源とをつなぎ，京都の伝統食産業を支援する役割が期待されている．

 ## 他職種・異業種連携の課題

　京焼・清水焼の介護食器の開発中に，ちょっとした事件が発生した．機能性と美的感性の調和を目指して出来上がった食器は，われわれが考える向きとは異なる絵柄が描かれていた（図V-4-3）．食器を機能的にみる医療スタッフと，美しさを追求する職人との間の意識の違い，見方の差が，こうした食器が産まれた原因であった．京都の伝統職人の方々が伝統と変革の間で悩まれる姿をしばしば目にすることがあり，こうした事例は医療業界において多職種連携を進めるなかでも，幾度となく遭遇した場面であった．ある職種では正しいとされる考える方も，他職種からは必ずしも支持されるとは限らず，そうした職種による見解の相違が連携を阻害することを，しばしば身をもって経験した．難しいことではあるが，他職種の見方の違いを理解・尊重し，自分たちの価値観を一方的に押しつけない寛容さが多職種連携では重要であることを，この介護食器が象徴的に示唆してくれたと考え，ここで紹介させていただいた．

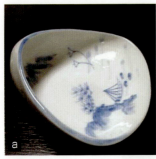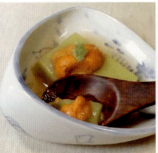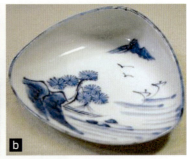

図V-4-3　京焼・清水焼で作成した介護食器
貝の形にし，その三角の頂点に返しをつけることで，介護食をすくいやすいように工夫されている．使用の際には，右利きの方では利用者の左に頂点が向くように置かれる（a）が，絵付師によって描かれた絵柄は，最も食器が美しくなるよう，頂点が利用者の反対側に向くように描かれてしまっていた（b）．職種による見方，価値観の相違を象徴的に示す出来事であった．

おわりに

　医療の目標は疾患を治療し，患者の生活や社会参加を回復させることだが，生命の終焉という自然の摂理の前では，この目標はおのずと限界を迎える．近年，緩和医療の分野だけではなく栄養療法の分野でも，終末期医療における目標・アウトカムの考え方に変化がみられるようになってきた．従来の"体重の増加"や"生命予後の延長"といった医療者視点のアウトカムから，"苦痛の軽減"や"生活の質"，"身体活動量"などといった患者自身が評価する"patient-centered outcome"という考え方が提唱されるようになってきた[3]．編集の古屋先生からの依頼タイトルである「食は腹におさめるだけにあらず，生活と文化とこころである」はこのpatient-centered outcomeの理念そのものであり，医療業界だけではなく，地域の食産業も加わった京都の活動はこの理念の実現を目指したわれわれの挑戦である．

参考文献

1) 荒金英樹：京都府，滋賀県下での嚥下調整食共通基準，摂食・嚥下連絡票導入の試み．臨床栄養, 118（7）：780-781, 2011.
2) 荒金英樹：QOLを高める食支援．静脈経腸栄養, 29（3）：851-856, 2014.
3) Fearon KC：The 2011 ESPEN Arvid Wretlind lecture：cancer cachexia：the potential impact of translational research on patient-focused outcomes. Clin Nutr, 31（5）：577-582, 2012.

（荒金英樹）

食支援と地域活動―病院NSTから地域へ

5 「みんなの保健室わじま」からみた食支援

I 学び，伝え，実践する栄養サポートチーム（NST）

nutrition support team（NST）とは職種の壁を越え，栄養サポートを実施する多職種の集団（チーム）である．

NSTは，1973年にアメリカのボストンシティ病院で初めて本格的に誕生した．

日本では，東口髙志による1998年のPPM（potluck party method）方式の考案が契機となり，さらに2006年4月の診療報酬改定により，多くの病院でNSTが立ち上がり，今では全国1,500以上の医療施設に広がった．

筆者の前任地である市立輪島病院でNSTが稼働したのは2004年で，筆者は退院調整にかかわる訪問看護師として地域医療連携室に在籍していた．当時，NSTは低栄養以外に経腸栄養管理，在宅酸素療法，褥瘡管理，そして誤嚥性肺炎の患者が入院してきた場合に介入し，その病状に合った栄養管理を実践していたが，NSTでの学びは病院で完結することはなく，地域とともに学ぶ必要性を痛切に感じ，「地域一体型NST」を目指した勉強会を地域の医療従事者や介護職員とともに進めてきた．

その後，2010年7月にNST加算取得を目標に「栄養サポート室」を新設し，筆者が専従看護師となるとともに，「管理栄養士」と「薬剤師」を専任とする新体制で活動を開始した．

2010年度のNST介入症例のうち，75％に「嚥下障害」が認められ，その背景として，「口腔ケア」の知識や技術不足，「嚥下評価」に関する情報不足などがあげられた．そこで，その解決策として2011年度から「摂食嚥下障害」への取り組みを編成した．

II 医科歯科連携の強化

まず，NST委員会の傘下であった摂食嚥下口腔ケアチームを「摂食・嚥下・口腔ケア委員会」に格上げし，栄養サポート室内に新たに「歯科衛生士」を配属，機能的口腔ケアの強化ならびに，入院患者への「開業歯科医」による訪問診療の調整を図った．また，「歯科口腔外科医」による嚥下内視鏡検査（video endoscopic examination of swallowing：VE），嚥下造影検査（videofluoroscopic examination of swallowing：VF）も実施可能となった．

医科歯科連携については，院内NST設立の前年である2003年から，地域の歯科開業医による「口腔ケア回診」も実施してきた．口腔ケア回診では，歯科医ならびに歯科衛生士から個別な口

腔ケアの手技を学び，治療が必要と判断された場合は入院中に歯科診療ができる仕組みをつくってきた．

しかしながら，退院後も継続した栄養ケアが必要となる場合も少なくないのが現状だった．

Ⅲ 回避できない介護力不足や知識不足による入院，ならびに再入院をどうするか

　急性期病院に勤務した経験から，退院時に適正な食形態，栄養補助食品，口腔ケア用品を紹介して継続した栄養管理やケアを指導しても，その後のフォローアップが十分ではないのが現状であることを痛感していた．そのため，地域住民が日常生活に戻ったあとも適切な栄養ケアを継続していく仕組みを構築し「老いても病んでも，この街で活き活きと生き切りたい！」を支援していくために，2015年4月，近隣のショッピングセンター内に，歯科開業医とともに「一般社団法人　みんなの健康サロン海凪（みなぎ）」を設立した（図Ⅴ-5-1，2）．

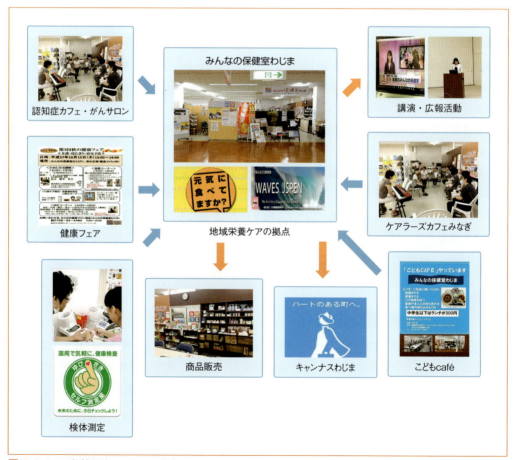

図Ⅴ-5-1　一般社団法人みんなの健康サロン「海凪」
外部活動をオレンジ色の➡で示している．

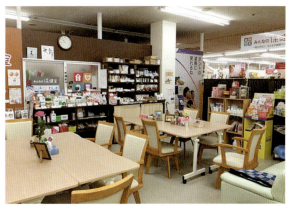

図V-5-2　みんなの健康サロン「海凪」

海凪の3本柱は次の3つである．

> ①みんなの保健室わじま
> ②キャンナスわじま
> ③地域栄養ケアの拠点
> ＊：ここでいう「栄養ケア」には，通常の栄養管理以外に排泄ケアと口腔ケアが含まれる．

1 みんなの保健室わじま

「みんなの保健室わじま」は，2013年7月にオープンした福井市での先行事例がある．福井市の保健室をモデルに，関係者からの協力も得て輪島型の「みんなの保健室」として活動している．

健康への不安や，実際に疾病の不安を抱えている人，また肉親の介護で悩んでいる人からの相談などをボランティアで受け付けている．

医療・介護関係者を含め，カフェのような空間で情報交換も可能である．また，地域の居場所としてがんサロンや認知症カフェを定期的に開催している．

ここで受ける相談は「何を食べてよいかわからない」，「退院といわれたが自信がない」，「もう何もすることがないといわれたので家に連れていきたいがどうしたらよいか」など，内容も多岐にわたる．関係機関と連絡をとりながら，本人や家族にとって最善の意思決定を導き出せるように支援している．

2 キャンナスわじま

「キャンナス（CANNUS）」とは，「自分にできること（CAN）」と「看護師の資格を活かすこと（NURSE）」を組み合わせた言葉である．「キャンナスわじま」は神奈川県藤沢市に本部を置く特定非営利活動法人「訪問ボランティアナースの会キャンナス」の支部として発会し，「みんなの保健室わじま」を拠点としている．「ボランティアナースの会キャンナス」は2017年6月現在，全国105ヵ所で活動している．北陸では，富山県に2ヵ所，福井県に1ヵ所あり，石川県では「キャンナスわじま」が初の発会となり，2016年3月にはキャンナス金沢が発会した．

地域には結婚や出産をきっかけに医療の現場を離れた「潜在看護師」がたくさんいるが，そういった方々に登録していただく有償ボランティア事業として活動し，在宅介護を支援している．介護保険など公的制度でカバーできない，さまざまなニーズに対応しており，具体的には入院患者の退院や外泊，外出支援，終末期に在宅療養に不安があるご家庭への滞在型看護など多様な看護が可能である．

3 地域栄養ケアの拠点：しっかり食べられるお口づくり，栄養の過不足と孤独の回避

前述したように，NSTが稼働している病院は全国に1,500ヵ所以上あるが，適切な栄養管理の継続に関しては，まだまだ温度差があるのが現実である．目標は，住民が在宅でも，病院でも，そして施設においても，その人にあった栄養ケアを受けることができる地域づくりの拠点となることである．

2018年度から改定される介護保険制度では，要支援のサービスが市町村に移管されることでばらつきが生じ，サービスの切り捨ても危惧されるため高齢者が孤立しフレイルに陥らないように支援する担い手が必要である．

必要な栄養ケアが継続できない理由を以下に記す．

①入院中の指導の不備
　指導に個別性がない
　理解度を評価・追跡していない
②生活習慣を変えられない
　在宅復帰後の再評価が困難
　キーパーソン不在で，挫折すると軌道修正ができない
③支援体制の不備
　地域の専門職の知識不足
　栄養ケアに関する連携不足
　地域に資源がなく，適切な食支援を提供できない
④身近に販売店がないため，必要な物が手に入らないが通販やネット販売が苦手

一方，2013年に開催された日本静脈経腸栄養学会で，東口髙志理事長は地域の高齢者の低栄養対策のための活動として「We Are Very Educators for Society」（以下，WAVES）を提言した．こうした方向性からも地域の専門職は栄養ケアの伝道師として地域に貢献すべきであるといえる．

「みんなの保健室わじま」では隣接してキッチンを設置し，低価格でランチや温かい飲み物や手づくりスイーツなどを提供するケアラーズカフェみなぎを設置した．

スタッフは看護師以外に栄養士，介護福祉士が常勤している．そのため，摂食嚥下障害に対応したメニューの提供も可能であり，吸引器も常設している．

希望に応じて，摂食嚥下障害などがある方にはキザミ，とろみ，ミキサーなどの食形態にも対応し，義歯をもたない方には義歯の必要性をアドバイスしながら安全に食べられる食形態の食事

を提供している．

そして，元気な高齢者のボランティアの協力のもと，高齢弱者や障害者の孤食の回避，ならびに居場所の提供を心がけている．また，介護に不安のある方や，何を食べたら，また食べさせたらよいかわからないという不安を抱えている皆さんの相談を受け付けている．

さらに希望される方には，身体計測ならびに栄養評価をさせていただき，試食・試飲などで安全性と嗜好を重視した栄養補助食品や介護食品を提供（販売）している．また，3ヵ月に1度開催している健康フェアでは，無料で口腔内の検診を実施したり，食に関するアンケートに答えてくれた住民に栄養剤をプレゼントするなどの啓発活動を実施している．

4 生活習慣病予防と受診勧奨

2013年7月からは検体測定室を設置し，指先セルフチェックで，HbA1c，総コレステロール，中性脂肪，HDLコレステロール，LDLコレステロールの測定を行っている．2015年7月1日〜2016年12月31日までに，70人の採血を実施したが，86％が上記5項目のいずれかに異常値を示し，81％が脂質4項目のいずれかに異常値を示した．

検査を受けた住民からの聞き取りでは，糖質の過剰摂取や喫煙が脂質異常値の原因と推測された．異常値を認めた場合は受診勧奨し，無料で生活相談などを承っているが，リピーターとなって定期的に検査を受ける住民も増えてきている．

Ⅳ 地域包括ケアシステムのなかでの専門職の役割

2018年度改正される介護保険制度を目前に控え，地域包括ケアシステムを表す植木鉢の中身も変わってきた（図Ⅴ-5-3）[1, 2]．これまで「葉」のなかに位置づけられてきた軽度者向けの予防活動の多くは，自助や互助などの取組を通して社会参加の機会が確保され，それぞれの人の日常生

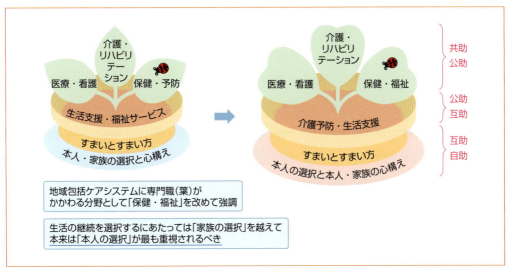

図Ⅴ-5-3　地域包括ケアシステム ver.4.0　　　　　　　　　　　　　　　　　　　　　　　　　　　　（文献1, 2）より作成）

活のなかで生活支援や介護予防の機能が発揮されるため生活支援と介護予防を一体のものとして再整理され，重度化予防や自立支援に向けた生活機能の改善は生活リハビリテーションを中心に専門職による多職種連携によって，これまで以上の取組強化が介護予防・日常生活支援総合事業においても示されており，引き続き専門職（業）の重要な役割となっている．

介護予防・生活支援の目標は，以下の3つである．

1) 病院に頼らない身体づくり
2) 入院しても治療が終わったら，なるべく障害が残らない身体づくり
3) 退院しても，すぐに再入院にならない身体づくり

上記1)〜3)のためにやるべきことは，次の3点である．

A. 栄養の過不足の調整と住環境の整備
B. 孤独の回避→社会参加・居場所づくり
C. フレイル，サルコペニアの予防

われわれのような地域の専門職は，培った知識を地域に還元し，日常生活において軌道修正が必要となった場合を素早くキャッチして，黒子として支えていく責務があるといえる．これらのことをかなえるためにも，食支援ができる居場所として「みんなの保健室わじま」の果たす役割は大きい．

参考文献

1) 厚生労働省：地域包括ケアシステムの構築における今後の検討のための論点. 地域包括ケア研究会報告, 2013.
2) 三菱UFJリサーチ＆コンサルティング 地域包括ケア研究会：地域包括ケアとシステムと地域マネジメント（地域包括ケアに向けた制度及びサービスのあり方に関する研究事業）. 平成27年度厚生労働省老人保健健康増進等事業, 2016.

（中村悦子）

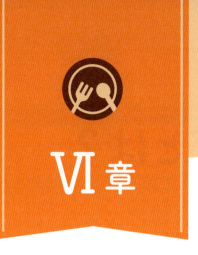

VI章

熊本地震の際の DNST活動

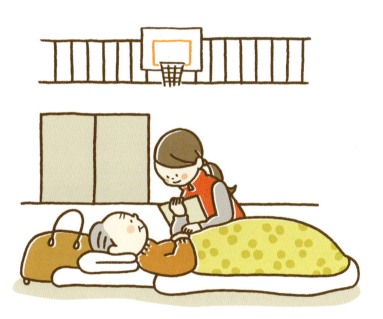

熊本地震の際のDNST活動

1 DNSTとは？

はじめに

　日本は地震大国である．地震は時に生活環境を激変させるほどの被害をもたらし得る．近年では，阪神・淡路大震災（1995年），新潟県中越地震（2004年），東日本大震災（2011年），熊本地震（2016年）など，長期的な避難を要する規模の地震が発生している．

　避難所生活を強いられることは，健康な人にとっても精神的・肉体的なストレスであろうことが容易に推察できるが，もともとフレイルや要介護状態だった居宅高齢者にとってはそれ以上のストレスである．このような高齢者ではさらに，突然の日常生活遮断に伴うさまざまな変化が健康を脅かす．過去の震災で報告が相次ぐ，避難初期からの肺炎発症増加は，フレイル高齢者が避難所生活でさらされている健康被害リスクを最も顕著に表していると考えられる．

　本項では，避難初期（災害急性期）における高齢者の状況と，それに対する対策について「食支援」を中心にサマライズし，本章次項からは現場で支援した経験をもつ多職種からの報告や意見を掲載する．

災害と肺炎

　われわれ医療職の先人は，過去の震災における肺炎発症率や肺炎発症リスクについて詳細にまとめ，英語論文として数多くの報告を残している．東日本大震災の発生直後から肺炎は急激に増加し，約3ヵ月間その傾向は継続していたという報告[1]や，肺炎発症までの日数を1日単位でみると，地震5日後から有意に増加しはじめたという報告[2]などでわかることは，震災直後から肺炎予防のために介入する必要性である．

　震災後肺炎は誤嚥に関連した肺炎であるという報告もある[3]．高齢者や日常生活動作（ADL）が低下した人，基礎疾患を多くもった人，低栄養の人が震災後肺炎の高リスク群である[4,5]といわれ，震災に関連していない通常の高齢者肺炎と同様のリスク集団[6]に肺炎が発症しており，震災後肺炎の多くが誤嚥性肺炎であると考えてよい．つまり「誤嚥性肺炎の予防」を大義に，支援チームは災害初期から入るべきであるといえる．

誤嚥性肺炎予防は多面的食支援

　誤嚥性肺炎を予防するためには，口腔ケアをしっかりと行い口腔内細菌量を減少させることが唯一の手段のように知られているが，それだけではない．全身の骨格筋量が減少し筋力が低下している高齢者では，さらなる身体活動量低下（またはADL低下）や栄養量不足が食べる機能に悪

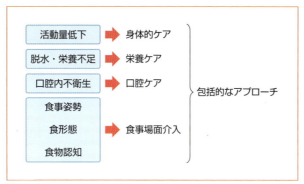

図Ⅵ-1-1　食支援に求められる多面的要素

影響を及ぼす[7]．そのため，活動量確保のためのADL支援や脱水と栄養量不足を助長しないための食事支援も重要である．食べる機能が低下した状態で不適切な食事姿勢・食事動作を行ったり，不適切な食形態を摂食したりすると大量誤嚥のリスクがあるため，食事場面での指導や調整も必要になってくる．認知機能が低下している場合は食物認知を助ける，食事場面での介入も欠かせない．つまり，高齢者の誤嚥性肺炎を予防する取り組みには，身体的・栄養学的・口腔衛生学的支援と食事場面を想定したアプローチが求められる（図Ⅳ-1-1）．そしてこれら多面的支援は一部だけ実施すればいいというものではなく，包括的にかかわらなくてはならない．

Ⅲ　疾病急性期と災害急性期の食べる支援

　災害急性期における高齢者への食べる支援は，病院に急性疾病で入院した高齢者の食べる支援（栄養サポート）と類似している．疾病急性期では，いまだ多くの病院で「ベッド上安静」や「禁食」といった全身のADL制限と摂食嚥下運動の制限が行われることがある．禁食は栄養摂取が不十分になる最大のリスクでもある[8]．また，患者は疾病によるストレスを抱えてもいる．避難所内が混乱しているような災害急性期では，多くの高齢者が床でじっと臥床していて，排泄を極力避けたいために水分や食事摂取を自己制限している．そして，災害や生活，生活環境の変化に対する心理的ストレスも大きい．病院内で活動する栄養サポートチーム（nutrition support team：NST）が早期に栄養不良者を同定し，ADL支援を含む包括的な栄養サポートを行うのと同様に，災害避難者に対しても早期NST介入が期待される．災害時のサポートチームをDisaster Nutrition Support Team（DNST）と仮に命名すると，DNSTが果たすべき役割は早期での食べる支援介入である．

Ⅳ　熊本地震とDNST

　筆者らは先の熊本地震において「熊本地震摂食サポート」という食べる支援チームとして活動した（図Ⅳ-1-2）．前述のように，高齢者の食べる支援は単にエネルギーや栄養素の充足を目的とした栄養チームではなく，身体的・栄養学的・口腔衛生学的アプローチと食事場面への介入が重

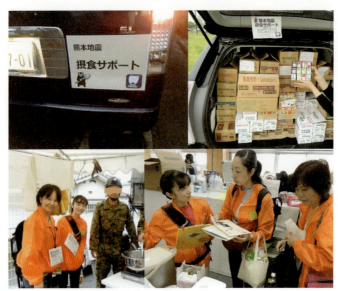

図Ⅵ-1-2　熊本地震摂食サポートの活動

要である．

　筆者らが熊本地震でみた震災急性期には，避難所のフロアレベルで何らかの予防的ケアを提供する者はいなかった．医療従事者の多くの日常は，疾病が発生したあとに適切な診断をして投薬などの治療をすることであるが，疾病リスクにさらされている高齢者に予防という視点でケアを行うことも医療従事者に求められているのではないだろうか．震災後肺炎の一部はDNSTという視点で介入することで予防できる可能性があると考えている．

参考文献

1) Daito H, Suzuki M, Shiihara J, et al：Impact of the Tohoku earthquake and tsunami on pneumonia hospitalisations and mortality among adults in northern Miyagi, Japan：a multicentre observational study. Thorax, 68 (6)：544-550, 2013.
2) Aoki T, Fukumoto Y, Yasuda S, et al：The Great East Japan Earthquake disaster and cardiovascular diseases. Eur Heart J, 33 (22)：2796-2803, 2012.
3) Suzuki M, Uwano C, Ohrui T, et al：Shelter-acquired pneumonia after a catastrophic earthquake in Japan. J Am Geriatr Soc, 59 (10)：1968-1970, 2011.
4) Yamanda S, Hanagama M, Kobayashi S, et al：The impact of the 2011 Great East Japan Earthquake on hospitalisation for respiratory disease in a rapidly aging society：a retrospective descriptive and cross-sectional study at the disaster base hospital in Ishinomaki. BMJ Open, 3 (1). pii：e000865, 2013.
5) Aoyagi T, Yamada M, Kunishima H, et al：Characteristics of infectious diseases in hospitalized patients during the early phase after the 2011 Great East Japan Earthquake：pneumonia as a significant reason for hospital care. Chest, 143 (2)：349-356, 2013.
6) van der Maarel-Wierink CD, Vanobbergen JN, Bronkhorst EM, et al：Risk factors for aspiration pneumonia in frail older people：a systematic literature review. J Am Med Dir Assoc, 12 (5)：344-354, 2011.
7) Maeda K, Takaki M, Akagi J：Decreased skeletal muscle mass and risk factors of sarcopenic dysphagia：A prospective observational cohort study. J Gerontol A Biol Sci Med Sci, 2016. [in press]
8) Maeda K, Koga T, Akagi J：Tentative nil per os leads to poor outcomes in older adults with aspiration pneumonia. Clin Nutr, 35 (5)：1147-1152, 2016.

〔前田圭介〕

熊本地震の際のDNST活動

2 熊本地震摂食サポートの経験①：摂食・嚥下障害看護認定看護師

はじめに

　人にとって「食べる」ことは「生きる」ことであり，われわれ医療・介護従事者にとって食支援は最も重要なケアの1つである．そして，その場面は，病院や施設内だけにとどまらず多岐にわたる．今回，熊本地震において甚大な被害を受けた地域の避難所で，筆者は震災発生後5日目より摂食サポートチームの一員として食支援活動を行った．震災直後の避難所では，震災後の混乱により避難者の状況が把握できておらず，また多種多様な団体が介入しており，情報把握と共有，連携が困難な状況であった．避難されている方々のなかには，医療をすぐに必要としないが，予防的介入を早期から行うことで，震災後肺炎など二次的健康障害を回避できる高齢者も多い．しかし，避難所では自ら支援を求めることがなく，予防的介入が不足している避難者が多くみられた．そんななか，包括的視点での評価に基づいた食支援により，震災時の二次的健康障害予防への活動を行ったので報告する．

表Ⅵ-2-1　KTBCを活用したアセスメント：共通してみられた問題

食べる意欲	嗜好に合わない，食べる意欲がわかない食事内容，食物形態が不適切，安定した姿勢がとれないなどに加え，地震による精神的ストレスも影響していた
口腔状態	断水などにより飲み水の確保を優先する状況であり，口腔ケアに水を使えない，通路が狭い，手すりがないなど，自分で洗面所まで行くことが困難，口腔ケア物品がない，義歯ケースがなく義歯をつけたままであるなどにより，口腔内が不衛生な状態であった．また，義歯をもって避難していないため，義歯がない方も多くみられた
咀嚼・送り込み	義歯がないことにより，咀嚼機能の低下がみられた
嚥　下	もたれかかれる場所がなく自力坐位の保持が困難，嚥下調整食の提供が不十分で食物形態が合わないなどが影響していた
活　動	手すりなどの設備がない，動く場所が狭く転倒などの不安，介助する人がいないなどが影響し，身体活動量の低下がみられた．また，震災や避難所での生活によるストレスにより，活気が減り活動量の低下がみられた
栄養状態	提供される食事内容や食物形態，食欲や活動量の低下により，食事量の低下がみられた．また，トイレに行くのが難しいなどの理由でトイレ回数を制限したいという思いがあり，飲水を制限している方が多くみられた

I 活動の実際

サポートチームはまずはじめに避難所のフロアを回り，活動困難や活動低下，活気がない方など健康障害を起こす可能性があると思われる高齢者を中心に，聞き取りを行った．震災前の生活状況（食物形態，食事姿勢，活動状況など），食事や水分状況，食物形態が適正か，口腔内の状態はどうか，身体活動量の低下はないかなど，具体的に状態を観察しながらスクリーニングを実施した．そこで，継続した介入が必要な方に，職種を問わず包括的評価が可能であるKTバランスチャート（KTBC）を用いて，評価した（表Ⅵ-2-1）．

II 支援の内容と介入による変化

アセスメントの結果，誤嚥性肺炎，低栄養，脱水などの二次的健康障害リスクへの早期対応の必要性が考えられ，下記のような支援を行った．

> **実際に行った支援の内容**
> - 口腔ケア：汚染がある方へ口腔ケアを実施すると同時に，避難所では水が不足しているため少量の水でできるケアの方法を指導，歯ブラシや義歯ケースなど必要なケア物品の提供を行った
> - 姿勢調整：床に坐った状態では安定した姿勢保持が難しく，食事が摂れていない方に対し，毛布や布団を使って壁などを利用しながら姿勢調整の実施・指導を行った
> - 食品の提供：食事量が低下している方へ栄養補助食品や水分補給食品などを提供した．支給された食事が，嚥下機能の低下や義歯がないため食物形態が合わないなど，食べられない方に対し，嚥下食の提供，自衛隊にお粥の炊き出し依頼などを行った
> - 活動性が低下している方に対し，ボランティア活動をしていた理学療法士に運動リハビリテーションを依頼し，狭い場所でも実施可能な深呼吸や足踏み運動などの指導を行った
> - 支援の継続が必要な方の情報を，KTBCを活用して保健師へ提供した

以上により，表Ⅵ-2-2の成果を得ることができた．

表Ⅵ-2-2　介入による変化

食べる意欲	補助栄養食品や嚥下調整食などの提供，自衛隊によるお粥の提供などにより，摂食嚥下機能や嗜好に合った食事を提供することで，食べる意欲の向上につながった．また，姿勢調整によって安定した姿勢が保持でき，食べる意欲の向上が図れた
口腔状態	少量の水を使った口腔ケアの方法を指導，口腔ケア物品の提供により，口腔ケアを継続して実施でき口腔環境の改善につながった．しかし，義歯がない方については，介入が困難であった
咀嚼・送り込み	義歯がない方に，軟らかい食品やお粥を提供することにより，食事摂取が可能となった．また，姿勢を調整することで，安定した姿勢の保持が可能となり，咀嚼・送り込み機能の改善につながった
嚥　下	食事時の姿勢調整，嚥下調整食の提供により，安全に嚥下が可能となった
活　動	ボランティアの理学療法士による歩行介助など一時的な活動の向上は図れたが，継続した介入は困難であった．大規模災害リハビリテーション支援関連団体協議会（JRAT）の介入など，継続した活動性改善へのケアが期待される
栄養状態	栄養補助食品・水分補給食品の提供や，お粥の炊き出しが可能となったことで，食事量の増加がみられた．介入期間が短く栄養状態の再評価には至らなかった

表Ⅵ-2-3　今後の課題と対策案

今後の課題	対策案
連携をはかるために キーパーソンとなれる 人材の育成	・地域の保健師が連携の鍵となるため，保健師へ継続的な震災支援活動についての研修会開催 ・地域の避難所運営の訓練を実施し，健常者だけでなく要支援・要介護者の生活支援について，住民や地域防災担当者の意識を向上させる ・活動拠点となり得る病院などで，地域と連携して地域防災訓練を定期的に実施する
実践スキルをもつ 人材育成	・教育機関で，震災支援についてカリキュラムに取り入れる ・各認定看護師教育課程において，それぞれの専門分野での災害支援教育を行う
支援チームの連携が 図れるシステムの構築	・支援団体の役割・活動などの啓発 ・行政が核となり，各支援団体が協働してスムーズに介入できるようなシステムの構築

今後の課題と対策

　KTBCを活用した評価により，食べる意欲，口腔状態，咀嚼・送り込み，嚥下，活動，栄養状態の項目において共通した問題が抽出された．また，姿勢・耐久性においては，環境の変化により食事時に安定した姿勢がとれず，食べる意欲，嚥下，栄養状態に大きく影響を及ぼしていた．とくに，要介護・要支援高齢者においては，食物形態なども含めた食事環境に大きく影響を受け，二次的健康障害を及ぼすことが考えられる．今回の熊本地震での支援活動では，健康障害を起こした方への医療支援や生活支援などに対しては，早期から必要性が把握されており多くの支援団体が活動していた．しかし，要介護・要支援者への二次的健康障害への予防的視点での介入が不足しており，それらの先を見据えた支援が，避難所を出た後の生活に大きく影響する．また，短期間で入れ替わる支援者や支援団体が連携を図り，情報を共有しながら継続した支援にあたることが重要である．そのためには，医療・生活両方の視点による評価・実践的介入や，多くの支援団体が円滑に活動できるマネジメント力が必須であり，災害時の支援活動において看護師の役割は大きいと考える．

　今後も「震災」を風化させないように，情報の発信や活動を継続していくことが重要である（表Ⅵ-2-3）．

（竹市美加）

熊本地震の際のDNST活動

3 熊本地震摂食サポートの経験②：言語聴覚士

はじめに

　2016年4月14日発生の熊本大地震被災者を対象にボランティアコーディネーターを務める医師の呼びかけと現地医師の協力にて，18日から熊本地震摂食サポート支援チーム（以下，支援チーム）の活動が始まった．目標は震災関連肺炎と低栄養の予防である．

　車の運転もできない筆者が熊本に行くことは全く考えていなかったが，知り合いの訪問言語聴覚士（以下，ST）の誘いもあり，「何がやれるのか？」という不安を抱きつつ，4月23日からの3日間参加することとした．この時はまだ，STとして求められる支援に具体的なビジョンはなかった．

　本項では，被災地に入り調査，体験したことから，早期支援活動でのSTの役割について報告する．

Ⅰ 被災地に入って

　23日の朝，支援チームの本部である特別養護老人ホームに到着した．本部は汲み置きの水が優先ではあったが，洗面やトイレなど水の使用，電気の使用も可能だった．

　現地医師の到着を待ち，活動を開始．活動を行う総合体育館への移動途中も大きな損壊はなく，コンビニや飲食店も開店しており流通は回復しているように感じられた．しかし，震源地の近くでは，倒壊した家や塀，曲がった標識や集められた瓦礫などが突然現れ，急に別世界に入ったようであった．

　日中の避難所にいる人は，ほとんどが高齢者であり，若者は自宅の片づけに出かけていることも多く，日が暮れてから避難所に向かうと，駐車場は満車となっていた．

Ⅱ 情報収集

　活動性低下の疑われた地方自治体による指定避難所の総合体育館（以下，体育館）への避難者8人と，自主的に避難者が集まった非指定避難所の福祉センター（以下，センター）への避難者12人に対し，口腔，活動，栄養に関する問題について聴取を行った．その結果を表Ⅵ-3-1に示す．

　支援を行った体育館では，配給される食事などを歩いて取りに行き，同じ地域の顔見知り同士で集まり会話する姿もみられたのに対し，センターでは指定避難所まで行くことのできない近隣の介護度の高い被災者が集まっており，歩くのは排泄と洗面のときのみであり，活動性は著しく低かった．

　どちらの避難所でも歯ブラシは配布済みであったが，センターでは，自立歩行困難者が多く，

表Ⅵ-3-1　聴取結果

	体育館（8人）	福祉センター（12人）
平均年齢	82.0歳	80.8歳
脳血管疾患等の有病率	7人（88％）	11人（92％）
震災前に自立歩行している方	6人（75％）	1人（8％）
震災後活動性が低下した方	2人（25％）	12人（100％）
義歯なく咀嚼可能な歯牙状態の方	4人（50％）	2人（17％）
口腔ケア実施率	8人（100％）	6人（50％）
食事摂取に問題のあった方	0人（0％）	3人（25％）
食欲低下の訴え	0人（0％）	0人（0％）
食事内容	おにぎり，カレーライス，お汁粉	おにぎり，菓子パン，炊き込みご飯
食事時間	朝昼夕，おやつ	朝夕
コミュニケーションに問題のある方	0人（0％）	4人（33％）

　洗面場所に行くことや，片麻痺のために自己での歯磨きが困難なことにより，口腔衛生状態が低下している方も多かった．

　食事は，どちらの避難所でも炭水化物中心で，さらにセンターでは食事回数も少なかった．食欲低下の訴えは直接なかったが，透析通院している方から栄養への不安，義歯がなく噛めずに残すなどの訴えもあり，栄養の質・量，疾患別栄養，摂食嚥下などの問題があった．軽度難聴で臨時の食事配給の情報が伝わらなかった方や失語症者もおり，避難所での放送や掲示板による情報伝達では，難聴者や失語症者には必要な情報が伝達されない可能性もあり，コミュニケーション弱者の把握と情報伝達方法の配慮も必要と考えられた．

被災地で必要な活動の目標

　災害関連死で最も多いのが肺炎といわれ[1]，東日本大震災では発災後5日目から急増した例もあり[2]，早期からの震災関連肺炎の予防への取り組みは必須である．そのためには，**身体活動性の低下**，**口腔衛生状態の低下**，**ＰＥＭ（protein energy malnutrition）や低栄養**への早期介入が必要である．また，支援対象者は指定避難所以外にも存在することから，その存在を把握することが重要である．そして，避難所には保健所の保健師や栄養士，各県より派遣されている看護師など，さまざまな職種の介入があり，今回の活動で得た情報をほかの適切な職種へ引継ぎ，継続性のある支援につなげることも課題であった．

　今回の調査結果より，以下の3点をチームの活動目標とした．

①誤嚥性肺炎の予防への取り組み
②避難所の巡回による支援対象の把握
③多職種連携

Ⅳ 避難所での活動

今回の活動では，現地医師が非指定避難所も含む避難所の巡回を積極的に行い，支援対象者の把握に努めた．

われわれは，避難所にて身体活動性低下の可能性のある高齢者に声をかけ，支援の必要性の有無を確認した．発災前は手押し車で外出していた方，家のなかは伝い歩きだった方でも，周囲への遠慮で静かに過ごしており，避難所生活による生活不活発病のリスクは高かった[3]．

要介護者が多いセンターでは，昼食前の嚥下体操を行い，低栄養の疑われる高齢者に対し，もち込んだ栄養補助食品，経口補水液の効果の説明と配布を行った．

災害時の食糧支援は，まず炭水化物と水分の補給で，野菜やタンパク質源の到着は遅く，病者・弱者への配慮はさらに遅くなる[4]が，今回の避難所でも炭水化物が中心であったため，1日の必要栄養量の確保に必要な経口栄養剤や栄養補助食品の本数や疾患に合わせた選択を栄養士に依頼した[5]．さらに咀嚼困難者や治療食が必要な方の情報を栄養士と保健師にも伝達した．

避難時に義歯や義歯ケースをもち出せなかった方もおり，義歯ケースやブラシなどの配布も行った．センターでは，何人かの義歯洗浄や口腔ケアの介助を行い，歯科医師訪問時には先に得た評価から問題のある方に優先的に介入してもらうことができた．また，コミュニケーションや嚥下状態に問題のある方の情報を各県から派遣された避難所の保健師に伝達した．

Ⅴ STの役割について

STの日常業務は，失語症や構音障害，難聴などのコミュニケーション障害および嚥下障害の評価，訓練，環境調整である．

今回，避難所での活動では，嚥下訓練に必要な口腔ケアの知識を活用することが多く，口腔ケア介助により口腔衛生の改善に努め，義歯適合などの状態から食事摂取困難を評価し，会話からコミュニケーション障害の有無を確認した．

また，栄養に関しては，近年リハビリテーション職も取得可能となった栄養サポートチーム専門療法士として，栄養評価の知識をもつSTが増えており，嚥下食の選択のみならず，病態別栄養や低栄養予防への配慮も可能であることから，高リスク者の他職種への情報伝達も行うことができた．

おわりに

被災地においてSTは，口腔ケア，摂食嚥下，栄養，身体活動性，コミュニケーションなど，幅広い知識を活かし，発災早期からの積極的な活動を行うべきである．

また，震災関連肺炎のリスクを早期発見し対応するためには，多職種で構成されるチームのなかで，高リスク者をより専門性の高い適切な職種へつなぐためのコーディネーターとして活動できるＳＴの存在が必要不可欠であると考える．

参考文献

1) 中久木康一：厚生労働科学研究費補助金（健康安全・危機管理対策総合研究推進事業）「大規模災害時における歯科保健医療の健康危機管理体制の構築に関する研究」研究班：大規模災害時の口腔ケアに関する報告集, 2009.
2) Aoki T, Fukumoto Y, Yasuda S, et al：The Great East Japan Earthquake Disaster and cardiovascular diseases. Eur Heart J, 33（22）：2796-2803, 2012.
3) 大川弥生：生活不活発病の予防と回復支援─「防げたはずの生活機能低下」の中心課題. 日本内科学会雑誌, 102（2）：471-477, 2013.
4) 足立香代子：東日本大震災における活動報告と今後への提言─ 災害支援における管理栄養士の活動, 静脈経腸栄養, 27（4）, 11-15, 2012.
5) 小島　香, 社本　博, 山本美和：熊本地震の被災者のところへ駆けつけて…. 難病と在宅ケア, 22（5）, 45-48, 2016.

（山本美和）

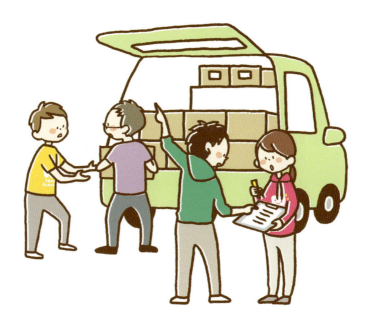

熊本地震の際のDNST活動

4 熊本地震摂食サポートの経験③：歯科医師

はじめに

　筆者は歯科医師だが，クリニックで一般診療を行うことはない．移動式の歯科治療ユニットをもち運び，通院困難な高齢者のご自宅や施設を訪ねて患者の歯科治療や口腔ケアを行っている．現在，訪問歯科は国の支援もあり，少しずつ広がりをみせているが，筆者のように訪問歯科を専門にする歯科医師はさほど多くはない．そんな筆者が先の熊本地震において摂食サポートチームに参加し，経験したこと感じたことを報告する．

訪問歯科医師としてできること

　熊本地震で筆者が所属した摂食サポートチームに課せられた使命は，「災害弱者に対する口腔ケア，摂食嚥下支援」である．2011年の東日本大震災の発生後に宮城県の気仙沼市において，肺炎を原因とする入院と肺炎関連死が急増したことが報告されている[1]．筆者は以前にそのレポートを目にしたとき，訪問歯科医師が震災時にできることはけっして少なくないと感じていた．また今回は筆者が鹿児島県出身であり，熊本には友人や親戚も多く，道路状況も把握していたため支援活動に参加させていただいた．

　実際に熊本の現場を訪れると，災害というものが高齢者や要介護者にとっていかに厳しいものかを目の当たりにし，愕然とした．災害時に肺炎が増加する理由は，肺炎のリスクを抱えた人の多くが，本人も周りの家族もそのリスクに気づいておらず，適切な対応ができないことが大きいと思われる．

　災害時にはどうしても緊急性の高い人の救助に目がいきがちである．誰がみても明らかに状態が悪そうな人がいれば，仮に本人の訴えがなくても周囲の方がそのことに気づき，医療チームに知らせてくれる．ところが，肺炎のリスクを抱えた患者の多くは高齢者や要介護者であることが多い．そのため患者自らが状態の変化を訴えることが少なく，また周囲の人間もそのことに気がつかず見過ごされてしまう．そこで，筆者らはまず肺炎のリスクが高そうな患者をピックアップする作業から始めた．

1 ピックアップ方法について

　ピックアップの具体的な流れについては，まず避難所をぐるっと一周し，虚弱，要介護者，肺炎になりそうな人に目星をつける．これは外見での判断になるが，高齢者，痩せている人，動かないで寝ている人などが該当する．

本来この作業を誰かほかの人がやってくれると，筆者ら摂食サポートチームの実働部隊は実際の支援活動に集中できるのでより効率的である．しかし，災害時にはそれをお願いするほど人材が豊富ではないので，被災していても元気な現地の方に協力してもらった．彼らにわれわれの活動の内容や意義を説明し，「弱っているようにみえるおじいちゃんやおばあちゃんがいたら，われわれサポートチームに紹介してください！」と書かれたビラを配った．これが非常に効果的で，まだ小学生くらいの男の子なども，避難所を元気にかけまわり大活躍してくれた．

2 支援内容について

リスクの高そうな方がみつかったら，次に「困ったことはないですか？」と話しかける．同時にその人が現在置かれている環境や状態についても聞いていく．家族がいるのか，独り身なのか，食事は摂っているのか，体は洗っているのか，トイレには行けているのかなど，その方のADLを把握する．

この作業のなかで，筆者は被災者の栄養状態，運動不足，口腔ケアの問題を強く感じた．まず栄養状態だが，配られる食事の量は足りているものの，炭水化物がかなり多くバランスが悪い．また，もともとはソフト食を食べていたような高齢者が，避難所で常食を出されても食べることはできない．ごはんくらいは，おかゆにしてなんとか対応するものの，栄養は足りず，とくにタンパク質，ビタミンはほぼ摂ることができない．また，あわてて出てきたので入れ歯を忘れてきてしまい，食事ができないというケースもみられた．

次に運動不足の問題がある．「運動しましょう，外のテニスコートにお集まりください」といった館内放送があったりしたが，要介護者や虚弱高齢者は外に出られるわけがない．そこでわれわれが，簡単に足をあげたり，寝ている状態から少し起こしてみたり，でき得る範囲で簡単な運動のお手伝いをした．ご家族がいれば，エコノミー症候群の話をしたり，身体機能が落ちると肺炎になりやすいといったことを説明することで，協力を仰ぐことは可能である．しかし，独り身の方などは筆者らが常にお手伝いできるわけでもなく，確実に運動不足に陥る．

そして最後に口腔内のケアの問題である．想像以上に口腔内の衛生状態が悪い人が多くいた．汚れがひどい状態の入れ歯をつけっ放しにしている人．あわてて出てきたので入れ歯がない人．歯磨きが必要なことはわかっているが肉体的・精神的疲労でできない人．とくに水道で水をジャブジャブ出すことができなかったため，義歯の洗浄が非常に困難であった．また，支援物資として歯ブラシは比較的あったが，義歯ブラシや義歯ケースがなく，義歯の清掃や保管方法への支援がまだまだであると感じた（**表Ⅵ-4-1**）．

表Ⅵ-4-1　困ったこととその対策

- 水はあるが，うがいの汚水を捨てる場所がない
  →ビニール袋を用意してそこに吐き出してもらった
- 避難所ではみんな寝ているので誰が肺炎リスクが高い人なのかわからない
  →とにかく声をかけるしかなかった．間違えて若い人を起こしたこともあった
- 要介護者は後回しになりがち．訴えがない人は後回し．訴えることすらできない状況の人をどうするか？
  →避難所の若い人たちを巻き込んで要介護者をみつけてもらった
- 要介護者は歩いて外の救護班に行けない人たちがいた
  →車椅子を借りて，移乗させ赤十字の仮設診療所に連れて行った

3 多職種による支援

上記 1 2 のスクリーニング後，医学的な問診を行い，その場にいる多職種メンバーで問題の解決に当たる．

筆者は当時最も被災が大きく，要介護高齢者が集まっている益城町総合体育館の避難所に入った．よくテレビにも出ていた避難所である．チームメンバーは玉名地域保健医療センター摂食嚥下栄養療法科の前田圭介先生の呼びかけに応じた，医師，歯科医師，看護師，管理栄養士，歯科衛生士などさまざまである．そのなかで問題を解決していくためには，自分の専門領域以外の分野に対する知識や理解が重要だと感じた．自分の専門分野は当然ながらしっかり対応し，それ以外の分野についてもある程度知識をもつことで，自分が行えることと行えないことの判断が正確にできるようになり，確実な引き継ぎができる．

筆者の場合は歯科医師なので，口腔，摂食嚥下の問題は得意である．しかし栄養・水分摂取についてはある程度までしかわからない．問題の抽出はできるが，実際に支援をするとなるといろいろ迷うこともある．そんな時，現場のチームメンバーに栄養士がいたら引き継ぐようにし，もしいない場合でも本部のメンバーに問い合わせ，助言を求める．災害時の食支援は待ったなしの状況であるため，自分では対応できない患者をほかのメンバーにお願いしたり，引き継いだりするには，他職種への理解をもって迅速に対応できる融通の利くタイプが適していると思われる．またこれは疾病急性期についても同じことがいえるだろう．

おわりに

今回，熊本地震の支援活動を通して，災害時支援と自分が日常で行っている訪問診療は似ている点が多数あると感じた．

まずは環境の問題である．避難所に比べれば訪問診療を行う施設や患者の自宅ははるかに安全で衛生的なことは間違いない．しかしそうはいっても，どちらの場合も十分な医療設備があるわけではなく，われわれにとっては常に慣れない環境でのアウェーな戦いとなる．そういった状況でも焦らず現場でできる限りのことを行えたのは，筆者が訪問歯科医師であったからだと思う．

そしてもう1つの類似点は，多職種連携の重要性である．歯科医師は医師，看護師，介護士などの医療者と比べると，別カテゴリーのイメージが強く，普段は患者の歯や口のなかばかりを診てしまう傾向がある．しかし，通常の訪問歯科においても，今回のような災害時支援においても，歯科医師は多職種と密に連携を図り，患者の全身状態を把握して診療に当たる必要がある．要介護者のサポートを歯科領域だけでやろうとしても，できることはかなり限られてしまう．災害時においては，包括的にそして柔軟に対応できる歯科医師が必要なのではないかと思う．

参考文献

1) 大東久佳, 鈴木　基：東日本大震災後に気仙沼市内で発生した肺炎アウトブレイクの実態調査. 大和証券ヘルス財団研究業績集, 36, 173-177, 2013.

（内宮洋一郎）

熊本地震の際のDNST活動

5 熊本地震摂食サポートの経験④：歯科衛生士

はじめに

本項では甚大な被害を受けた熊本地震の災害弱者に対し，筆者が「食べる」支援を行うチームに参加して得た貴重な体験を報告する．皆さまの身近にも起こり得る災害に備える一助になればと考える．

Ⅰ 初期の支援活動で重要なのは情報収集

筆者は，実母の出身地で親戚が多くいる熊本県の地震による被災報道をみる度に，早期の震災支援に参加したいと考えていた．そんな折，SNSで「熊本地震摂食サポート」の活動を知り，チーム発足2日目（発災6日目）から解散までの8日間チームに参加した．当初，歯科衛生士としての目的は「肺炎予防」であり，支援物資を届け，口腔衛生の啓発が主であろうと考えていた．しかし，チームの目的は「災害弱者への食支援」であった．被災者の状況や避難所の様子を知らないままの支援は実効が上がらないので，避難所を回り物資を配布しながら情報収集を行った．筆者は震源地である益城町の避難所2ヵ所を担当した．各フロアで声をかけ，チームの紹介案内を貼り，配布し，困窮者を探した．被災者は周囲の状況が同じであるがゆえに我慢するのが当然だと考え，自ら困りごとを申告する方は少なく，目線を合わせ話しかけることで初めて口を開く方が多かった．移動が困難なほど大勢が避難する場所では，肺炎予防の集団指導を行い，啓発しながら注目を集め相談を呼びかけた．相談内容やみるからに危険度が高い方には「口から食べるバランスチャート」（以下，KTBC）[1]で評価した．13項目5段階の包括的評価は，問題点の抽出と支援の方向決定が容易であった．情報収集することで被災地や避難者の状況がわかり，肺炎予防の為に口腔保清を行うだけでは災害弱者の支援として不十分だと感じた．

Ⅱ 被災地支援にはフェーズごとに対応する力が必要！

被災者は，毎日揺れ続ける地震への恐怖と日常生活に戻れない不安，避難所の他人との共同生活や車中泊などで精神的・肉体的ストレスを抱えていた．活動当初の配食は硬いご飯のおにぎりやパンのみで，支援物資が増えるごとに改善されていったが，炭水化物中心の食事で明らかに栄養不足であった．飲み水はペットボトルで配布されているものの，トイレに行く回数を気にして水分摂取を控え，脱水が懸念された．また，外傷や心的ストレス，移動困難な環境により不活発

159

であった．長期にわたれば，高齢者や障害者，乳幼児，妊婦などの弱者への影響は大きいと推察できるが，混乱する非常時初期にマイノリティである彼らへ配慮する余裕はないのである．避難時に義歯をもってこられなかった高齢者や嚥下障害の要介護者は，ご飯が硬すぎて食べられず栄養不足が進み，ストレスや不活動で食思低下を起こし，脱水も加わってフレイル状態の方もいた．それらの課題の解決に多職種連携が必要であったが，活動初期の避難所フロアには医療支援者が少なかったため模索することとなった．口腔内の急性炎症や震災前の抜歯後の処置は自衛隊の歯科医師につないだ．硬いご飯で摂食量が低下した方には，チームが依頼し自衛隊が炊き出したお粥を発災8日目から配布した．KTBCの結果が重篤な場合には，チームの摂食・嚥下障害看護認定看護師や管理栄養士とともにミールラウンドを行い，避難所に常駐する医療グループに日常生活動作（activities of daily living：ADL）向上の相談をすることで，生活しやすい場所への移動や段ボールベッドの導入につながった．

　発災10日目頃から避難所でフロアをラウンドする医療者と出会うようになり，チーム外の多職種とも連携を取りやすくなった．服薬問題は薬剤師につなぎ，外傷により日に日に動けなくなっていった方の生活動作の改善は作業療法士にアドバイスをもらった．支援者が増え連携がしやすくなったが，短期で活動を終了し，現地から去るボランティア支援には限界がある．後の支援継続を考えると地域につなぐことが重要であった．

　活動後期は，行政の保健師，担当のケアマネジャーや訪問看護師，地元の歯科医師のグループらへの情報提供を重視して行った．お粥支援者への今後の対策は，行政の保健師や管理栄養士に依頼した．このように被災地支援は，目まぐるしく変化する状況に臨機応変に対応しなければならない．活動初期からチーム解散までかかわった症例を通してフェーズごとの具体的な支援内容を図Ⅵ-5-1，2にて示す．

訪問歯科衛生士としての研鑽と連携力の向上が災害対策の一助となる

　筆者にとって被災地支援は，日常の訪問歯科衛生士業務の縮図であった．歯科衛生士として支援物資の配布や少量の水での口腔清掃・口腔体操などの啓発活動，専門的口腔ケアの実施などの肺炎予防のための口腔保清を行うだけでなく，包括的視点で食支援をすることが必要であった．そこにある物を工夫して姿勢調整を行い，食べ方の改善や必要な栄養補助食品を配布したことは，訪問歯科衛生士として培ったスキルが役に立った．また，個々と向き合い保健指導を行うこの職種の特徴を活かし，被災者と向き合うことで隠れた問題の抽出につながった．

　避難所での滞在期間が長かった筆者は被災者と顔見知りになり，人として寄り添い，気持ちをやわらげることで多くの相談を受け，その課題を多職種と連携し解決につなげた．しかし，日常と違う悪条件下での支援には多くの引き出しをもつことが必要である．歯科衛生士としての知識やスキルだけでなく，包括的支援のために他職種の職域を理解し自らもできる限りの技術を身につけ，日々，訪問歯科衛生士として研鑽を積むことこそ，起こり得る身近な災害に備えることになると考える．また，非常時に対応可能な地域の多職種連携の構築を，日頃から行う必要があると考える．

VI．熊本地震の際のDNST活動

【対象者】86歳，男性　【介護度】要介護4　【主病名】パーキンソン病

〈震災前〉

- 【生　活】家族が在宅介護
  デイサービス（3回/週），
  訪問看護（3回/週），
  訪問PT（1回/週）を利用
- 【食　事】軟飯，きざみ食を自力摂取
- 【摂食状況】ベッドに端坐位（デイサービスでは椅子）
  可動式テーブルで自己摂取
  （支援後半では一部介助）
- 【ADL】排泄はバルーン，オムツ
  着替えは介助（協力動作あり）
  立ち上がりは介助，屋外移動は車椅子
- 【コミュニケーション】ときどき，幻視による発語あり
  （2～3語文）
- 【嗜　好】甘いもの

〈介入開始時〉

- 【発見場所】発災7日目の避難所（小学校の2階教室）
- 【発見時の状態】床に毛布を敷いて直寝し，家族の全介助で生活
  声かけに応答や開眼がほとんどない傾眠（JCS 20）
- 【視　診】皮膚や口唇粘膜の乾燥が強い

〈家族からの情報〉

- 【生　活】避難してからほとんど寝たきり
- 【摂食状況】家族介助で車いすに移乗
  ほとんど傾眠で移乗できず食べないこともある
  喫食量と飲水が少なく，痩せた印象
- 【家　族】妻，息子（次男）
  ・息子は，昼間は家の片づけで留守
  ・妻は，バルーンを気にして夜間に3回ほど起床→寝不足
  ・脱　水
  ・環境変化による介護ストレスで疲労
  ・腰痛（対象者を抱え避難）

【問題点】
- KTBCで①食べる意欲，②全身状態，④口腔状態，⑤認知機能（食事中），⑥咀嚼・送り込み，⑧姿勢・耐久性，⑨食事動作，⑩活動，⑪摂食状況レベル，⑬栄養の10項目が3点以下の問題を示した
- 脱水…皮膚や口唇，口腔粘膜の乾燥が強い
- 低栄養…避難後に喫食量が減り家族は痩せた印象をもち，翌日に仙骨部褥瘡の情報
- ADL低下…地震による心的ストレス，ライフライン断絶や避難後の不活動
- 家族の疲労…自身も被災者で悪環境下での介護ストレス，寝不足，脱水，栄養不良

【目　標】震災前の生活動作に近づける

【支援計画】
- 口腔保清の充実と誤嚥性肺炎予防
- 避難所の生活環境の改善
- 水分・栄養補助支援
- 介護負担の軽減

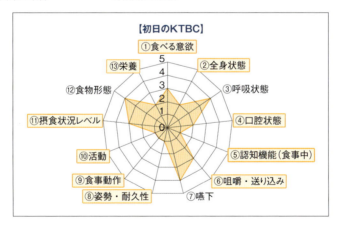

図Ⅵ-5-1　活動初期からかかわった症例の情報と支援計画

【初　日】KTBCで包括的評価
　　　　　歯科衛生士による専門的口腔ケアと家族への口腔のケアの啓発と手技指導
　　　　　口腔ケアグッズの提供
【2日目】呼びかけに開眼（JCS 10），口腔ケア時に声かけで1横指開口
　　　　　甘い味の水分補給ゼリーや栄養補助食品の提供，食事や口腔ケア時の姿勢調整
　　　　　仙骨部に褥瘡が発現していることを知り，避難所の医療班医師に相談→処置
【3日目】覚醒している時間が多くなる（JCSひと桁）口腔内の痰や舌苔，痂皮の付着が減少
　　　　　チーム内の摂食・嚥下障害看護認定看護師とミールラウンド→食事摂取の姿勢調整
　　　　　お粥支援開始（チームが要請し自衛隊が炊き出した粥にMCTオイルを加えて提供）
　　　　　医療班医師とADL向上のための相談（2階の教室からの移動と段ボールベッドの導入）
　　　　　　→1階の医務室隣の特別活動室へ移動し，段ボールベッド導入
　　　　　介護ボランティアの3日間の支援開始（就寝時の3時間おきの体交，おむつ交換，車椅子移乗などのADL介助）
【4日目】段ボールベッドの導入→端坐位で食事摂取
　　　　　端坐位の姿勢調整，車椅子坐位の姿勢補整（毛布を使用）
　　　　　ミールラウンド（軟らかくなった配食のご飯を介助で完食）
　　　　　食欲が出て，妻のお粥をほしがり自立摂取で間食
　　　　　認知機能が上がり模倣が可能→口腔ケアの自立支援
　　　　　チーム内の管理栄養士と栄養アセスメント→不足分の水分栄養補助食品の提供開始
　　　　　震災前に訪問していたケアマネジャーと訪問看護に支援の情報提供→ボランティアでの訪問開始
【5日目】段ボールベッド→介護ベッドに変更された
　　　　　震災前に訪問していたPTがボランティアで立ち上がり歩行訓練を開始
【6日目】チーム解散に伴い，避難所医療班へ今までの経緯の詳細な情報提供
【7日目】チーム解散のため，支援終了

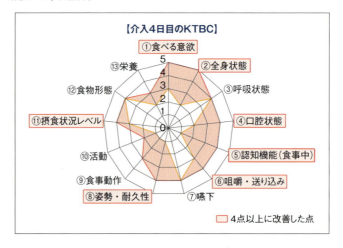

【結　果】
・KTBCの問題があった10項目中，①食べる意欲，②全身状態，④口腔状態，⑤認知機能（食事中），⑥咀嚼・送り込み，⑧姿勢・耐久性，⑪摂食状況レベル，⑬栄養の7項目が4点以上に改善
・口腔衛生の保持ができるようになった
・認知機能が上がり覚醒時間が増えた
・食欲が出て自立摂食できるようになった
・端坐位と介助で車椅子移乗が可能になった
・ADLの改善で家族の介護負担が減った
・震災前の生活支援者の協力体制の獲得ができた

図Ⅵ-5-2　フェーズごとに多職種連携した支援内容と改善結果

参考文献

1) 小山珠美（編）：口から食べる幸せをサポートする包括的スキル―KTバランスチャートの活用と支援，医学書院，東京，2015．

（後藤百合）

感想にかえて

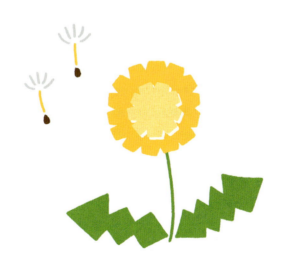

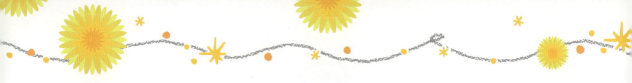

感想にかえて
最期のときを輝かせる居場所・味方・誇り
―家族の立場から―

母の地域包括ケア

　90歳とは思えない健啖家だった母が急に食べなくなり，「死ぬような気がする」といい出したのは，2010年の春のことでした．遍歴の末，7月，「悪性リンパ腫第Ⅳ期」と診断され，「夏を越せるかどうか」と医師に告げられました．抗がん剤の副作用を強い生命力で乗り越え，退院に漕ぎ着けたものの，母は長年，マンションで一人暮らし，マダラボケが進んでいます．わが家を片づけて看取ろうと決心しました．

　ところが，ケアマネジャーに叱られました．「ご本人の家でなければ，在宅のよさが発揮できません」，「ベッドは寝室ではなく，みんなが集まる居間に」とも．こうして，「末期がん，認知症，要介護4」と認定された90歳の母を，「住み慣れた自分の家」でケアする日々が始まりました．すると，予想外のことが起こりました．化学療法のおかげもあって，母はその後5年間，機嫌よく過ごすことができたのです．

　つくづく思います．最期の時まで輝くために不可欠なのは，「ここにいたい」と思える居場所，味方，自分自身に誇りをもてることだ[1]，と．

　図1は，母を支えてくださった方々です．リンパドレナージ以外は，介護保険で9割引き．本書に登場しない職種がもう1つあります．福祉用具専門相談員です．トイレのドアを「転倒のもとになるから」とはずし，母の好きな星座の柄の暖簾に．便器の両脇に，置き型手すりを取りつけ，高さを調節してくださったことで，助けがなくても自分で立ち上がれるようになりました（図2）．病院では，寝たきりでひどい便秘．下剤，浣腸が使われていたのですが，自分でトイレを使えるようになっただけで，みるみる誇りを取り戻しました．そして何より，食欲が出てきたのです．

　歯科往診のプロに入れ歯を細やかに調整していただき，たいていのものを食べられるようになったのも幸せでした（図3）．

日本型福祉政策が生んだ「老人病院」と「寝たきり老人」

　筆者が1984年に朝日新聞の論説委員になったとき，厚生行政の最大の課題は，「寝たきり老人が2000年に100万人になること」でした．いま，「認知症が700万人を超える，大変だ」と騒がれ

164

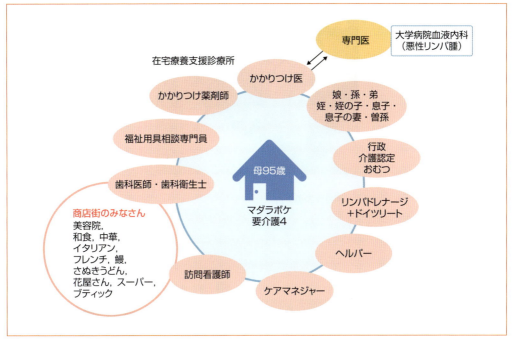

図1 わが母の地域包括ケア

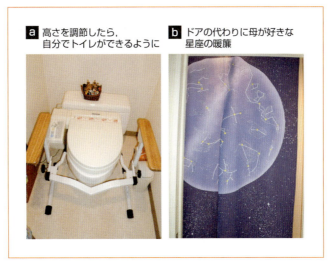

図2 母の介護のために改装したトイレ

ているのとそっくり同じ状況です．

　元図の1つは，1979年に経済審議会が打ち出した「日本型福祉政策」です．「福祉に予算を使うと経済が傾く」という，いまでは完全に否定されているデマが根拠でした．「長男のヨメ」や「暇な奥さんのボランティア」を活用しようというアサハカな政策でした．介護の期間は長引いており，担い手はへとへとになります．「救い主」として現れたのが，日本独特の「老人病院」でした．福祉

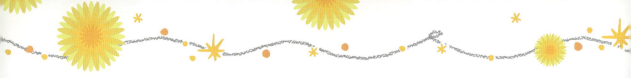

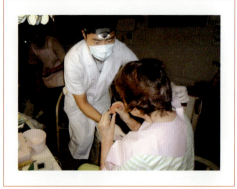

図3　歯科往診のプロ
QOL，食支援，気持ちのよい排便に大切な訪問歯科医
栗屋 doctor と歯科衛生士さん．

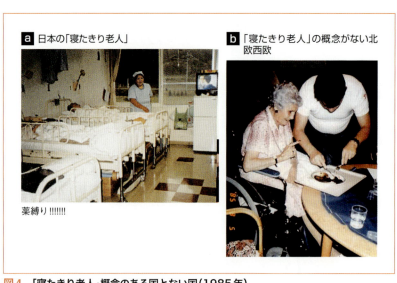

a 日本の「寝たきり老人」　　b 「寝たきり老人」の概念がない北欧西欧

薬縛り！！！！！！！

図4　「寝たきり老人」概念のある国とない国（1985年）

　予算のツケが医療保険にまわっただけでなく，「寝たきり老人」とよばれる犠牲者が生まれていきました．居場所とはいえない病院（図4 a），流れ作業のように胃ろうがつくられ，誇りを剥ぎ取られて横たわっている方々が，この日本になんと多いことか．
　いまもそうですが，「日本の高齢化は世界一で，手本はない」といわれていました．ところが，グラフを描いてみると，高齢化するスピードは日本が速いのですが高齢化が先行している国は山ほどありました．そこで，貯金をおろし，休暇を利用して，高齢化の先輩国を訪ねました．驚いたことに，北欧西欧には，「寝たきり老人」という言葉，概念がありませんでした．その代わりに「ケアが必要な年金生活者」という言葉がありました．図4 a の日本の「寝たきり老人」と違い，起きていました．半身不随なのに，イヤリングをして，寝間着ではなくよく似合うワンピースを着て，爪にはマニキュアをしていました．そして男性ヘルパーが食事を介助していました（図4 b）．

感想にかえて

　1985年の敬老の日，私は朝日新聞の1面に「寝たきり老人」という概念がない海外事情について書きました．反論の嵐でした．「どこかに隠しているに違いない」，「寝たきりになるような年寄りは適当に死なせているに違いない」というのです．

　そこで，デンマークを中心に「寝たきり老人」概念がない秘密を解く旅を重ねました．デンマークを選んだのは，ケアに携わる人も，ケアを受けている人も，実にいい笑顔をしていたからです．訪問看護師と，生活の節目に現れるホームヘルパーは誇りを膨らませるプロでした．プロなので，ご本人ができることには手を出さず，でも，目は離しません．訪問看護師という司令塔は，入院中から退院後のプランを考え，住居の改善やヘルパーの手配もしていました．市町村に，現場に，権限と責任が与えられていました．

　ひるがえって日本．入院中からの計画はなく，図4の a に写っている老人病院の「付き添いさん」やオヨメさんはアマチュアです．悪気はなく寝かせきりにしてしまいます．

　このようなことをまとめて，1990年に『「寝たきり老人」のいる国，いない国』[2]という本を出しました．第1章の「寝たきり老人」がいない！」で，「おむつをしていてもお洒落ができる」，「ホームヘルパーが朝昼晩現われる」，「家庭医という名の専門医」など，12の秘密を紹介しました．それらは後に日本の介護保険のメニューになりました．そして，この制度が20年後，一人暮らしの母を支えてくれることになったのでした．

1982年に「高齢者医療福祉政策3原則」

　デンマークでは，「高齢者医療福祉政策3原則」が1982年に打ち出されました．「人生の継続性の尊重」，「自己決定の尊重」，「自己資源の活用」です．デンマークで嚥下のリハビリ訓練が盛んなのは，このような思想的背景があるからです．

　3原則をつくったのは，自治体行政と経済学が専門のアンデルセン教授です．当時の総理大臣はそのアンデルセンさんを福祉大臣に迎えました．1989年，アンデルセンさんを日本に招き，当時の厚生大臣と引き合わせました．講演では，包括性，継続性，市町村の役割，ケアマネジメントの重要性が強調されました．ホンモノの「地域包括ケア」の考え方がデンマークでは80年代から当たり前だったのでした．

　一方，日本では，デンマーク生まれのノーマライゼーション思想と180度違う，人里離れた地価の安いところに高齢者や障害者の施設をつくる「アブノーマライゼーション」が進みました．日本独特の老人病院に続いて精神病院に「老人性痴呆疾患専門治療病棟」，「老人性痴呆疾患療養病棟」の制度をつくるという国際的に奇異の目でみられる動きが進められていきました．そのような病棟では，本書の執筆陣が実践，提案しておられる食支援とはほど遠い日常が展開されています．

　リハビリテーションの本当の意味，ご存じですよね．ジャンヌ・ダルクは火あぶりにされた25年後，ガリレオは死から350年後に，リハビリテートされました．リハビリテートの本来の意味は名誉回復です．機能訓練は一部分に過ぎません．

　母の本当のリハビリテーションのため，さまざまにイベントを考えました．日本料理の有名店「なだ万」は，母のお気に入りです．ウィッグ，ダテメガネ，入れ歯でエレガントに装って出かけ

167

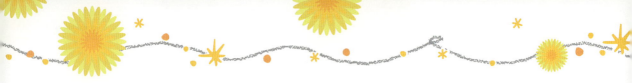

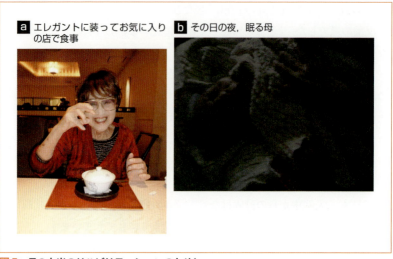

図5 母の本当のリハビリテーションのために
同じ日の夜の母．入れ歯とウィッグ，眼鏡という名の福祉用具をはずすと，療養型に「入院」している人にそっくり．ということは……．

ます（図5 a ）．図5 b は，家に戻って眠っている母です．療養型や精神病院に，心ならず「入院」させられている人にそっくりです．プロと呼ばれている方々は，「患者」，「入所者」という目で，図5の b のような姿だけみて，「在宅なんて到底無理」，「口から食べるのは危険」と思い込んでおられるのではないでしょうか．

悪性リンパ腫第Ⅳ期との診断から4年10ヵ月たった5月頃から，母の食べる量が目にみえて減り始めました．私はうろたえ，「IVHはどうかしら」などと取り乱し，「管はイヤといっていた人にIVHするの？」と娘にあきれられました．

好物のマンゴーや玉子豆腐を数口しか食べなくなるころには，自力で排便ができず，お腹が痛いと訴えるようになりました．訪問看護師に週に2回，摘便をしていただくようになりました．母は「テキベン」という言葉を覚え，大層感謝しました．繰り返しになりますが，食支援と排泄は切っても切れない関係にあるように思います．

「私死ぬのかしら」，「死にたくない」と怯えるようになると，私はベッドにもぐりこんで抱きしめるしかありませんでした．

母が26歳のときに死に別れた夫のもとへ旅立ったのは95歳のときでした．

マダラボケで要介護4の母を支えてくださった図1の輪のなかには，商店街の方たちがおられました．美容院や花屋さん，とりわけ，和，洋，中華の料理店は，母の食支援のカナメでした．そのお一人，和食店の大将がブログに次のように書いてくださいました．

晴庵のご常連，女性最高齢の齋藤道子おばあちゃん95歳．
時には1人でご来店の時もあり，カウンターに座り「今日はイケメンちゃんの前で嬉しいわぁ〜〜」とお茶目なおばあちゃん（笑）．
5年前，重症のがんが発覚した時に，ご家族から「たぶん今日が最後かも……」とお聞きした後，

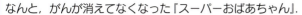

なんと，がんが消えてなくなった『スーパーおばあちゃん』．

　歩くことが大変になると車椅子でのご来店．ある激しい雨の日．「どうしても行く」とカッパを着て車椅子で雨のなかご来店に．

　数週間前，お孫さんが，「祖母にお刺身を食べさせたいので，持ち帰りでお願いします」といわれ，お作りしました．「長く座っていられなくなって，連れてきたいのですが……」と．そして昨夜，姪ごさんがおみえになり「最期は眠るように……」と話してくださいました．お刺身と天ぷらとそして毎回ご注文のエビマヨ．私達は愛情を込め【エビマヨおばあちゃん】と呼んでいました．ご冥福をお祈りいたします．

支えあって，変えていくために

　お釈迦様に説法ですが，食支援には本人や家族を含めた多職種の連携が不可欠です．ピラミッド構造の医療の世界，用語も文化も違う福祉と医療，プロと素人，心で思ってもいい出しにくいことがあるかもしれません．そこで，新聞社の科学部デスク時代，ほかの部のデスクに原稿の非科学的な間違いに気づいてもらったり，年上で男性の部下と接するときに必死に心がけたこと，もしかしたらお役に立つかと思い，以下にお伝えします．色字にしたところはとくに心がけたことです．

- その人に，その職種に，誠実な関心を寄せる
- その人，その職種のことを，よく知る
- その人に，その職種に，尊敬の念を抱く
- **心からほめる**
- 自身の誤りを認める
- 議論を避け，おだやかに話す
- 「イエス」と答えられる問題を選ぶ
- 誤りを指摘しないで，思いついてもらう
- 相手の身になる
- 美しい心情に呼びかける
- 命令しない
- カオをつぶさない
- **感動を共有する**
- **志を共有する**

参考文献
1) 大熊由紀子：誇り・味方・居場所—私の社会保障論，ライフサポート社，横浜，2016.
2) 大熊由紀子：「寝たきり老人」のいる国いない国—真の豊かさへの挑戦，ぶどう社，東京，1990.

福祉と医療・現場と政策をつなぐ志の縁結び係＆小間使い
国際医療福祉大学大学院 教授

大熊由紀子

多職種で取り組む食支援
急性期から看取りまで
僕なら私なら「こう食べていただきます！」　　　ⓒ2017

定価（本体 2,700 円＋税）

2017 年 10 月 1 日　1 版 1 刷

編　者　古屋　　聡
　　　　　　ふるや　　さとし
発行者　株式会社　南山堂
　　　　代表者　鈴木幹太

〒 113-0034　東京都文京区湯島 4 丁目 1-11
TEL 編集(03)5689-7850・営業(03)5689-7855
振替口座　00110-5-6338

ISBN 978-4-525-20731-1　　　　　　Printed in Japan

本書を無断で複写複製することは，著作者および出版社の権利の侵害となります．
JCOPY ＜（社）出版者著作権管理機構　委託出版物＞
本書の無断複写は著作権法上での例外を除き禁じられています．複写される場合は，
そのつど事前に，（社）出版者著作権管理機構（電話 03-3513-6969, FAX 03-3513-6979,
e-mail: info@jcopy.or.jp）の許諾を得てください．

スキャン，デジタルデータ化などの複製行為を無断で行うことは，著作権法上での
限られた例外（私的使用のための複製など）を除き禁じられています．業務目的での
複製行為は使用範囲が内部的であっても違法となり，また私的使用のためであっても
代行業者等の第三者に依頼して複製行為を行うことは違法となります．